PSYCH ER
Psychiatric Patients Come to the Emergency Room

René J. Muller

アメリカ精神科ER

緊急救命室の患者たち

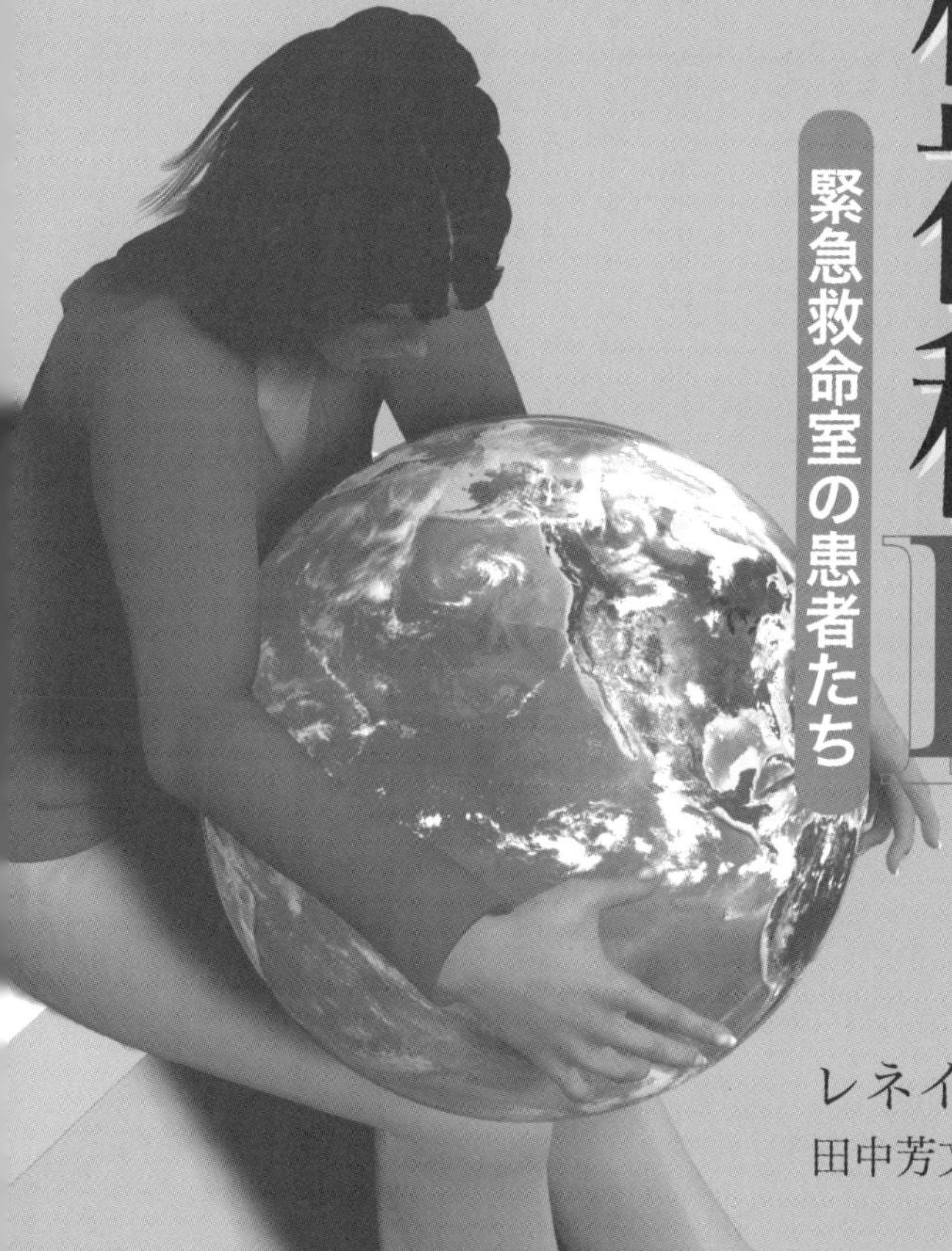

レネイ・J・マラー

田中芳文 訳

新興医学出版社

緊急救命室へやってきて、本書に登場することになった三十数名の患者たちへ、そして本書に記録されることはなかったが、緊急救命室で自らのストーリーを私に語ってくれた約二千人の患者たちへ

――あなたたちが、この本そのものである。

PSYCH ER: Psychiatric Patients Come to the Emergency Room
by
René J. Muller

序文

ほとんどの人たちは、高熱、失神、食中毒、呼吸器疾患発症、鎌状赤血球症発症、代謝性平衡異常、アレルギー反応、感染症、発作、外傷、急性腹症、心臓発作、脳卒中といった病気が理由で緊急救命室にやってくる。しかし、自分の感じていること、考えていること、または行なっていることが、自分あるいは他人によって異常であると理解されたためにやってくる人たちもいる。

多くの病院がクライシス・インターベンション〔訳注：危機介入〕（以下、訳注は〔 〕内に示した）・サービスを後援しており、そこにはこの種の、つまり精神科の問題を抱えた患者たちを評価するトレーニングを受けたメンタルヘルス専門の臨床医チームがいる。私は、一九九四年から一九九九年にかけてはユニオン・メモリアル病院のクライシス・インターベンション・サービスに、一九九九年からはグッド・サマリタン病院に勤務していた。いずれもボルチモアにある病院である。ユニオン・メモリアル病院はジョンズ・ホプキンズ病院から二ブロックのところにあり、中流階級の上層部の人たちが暮らすギルフォードやローランド・パークに近いが、患者のほとんどは人口が過密しているスラム街の住民で、その地域に特有の問題を抱えている。グッド・サマリタン病院も同じである。

精神科の患者たちは、解決を必要とする危機の中心に自分たちを陥れたストーリーとともに緊急救命室にやってくる。その話は、トリアージ〔負傷や病気の程度に応じて患者を選別すること〕担当看護師が短くまとめ、カルテに「主訴」として記録される。こういった人生経験を凝縮したものにおける窮迫〔精神的または身体的な苦痛や苦悩〕のレベルは、普通の不幸から絶望までといろいろである。

……感情の上での問題……隣人たちにいらいらして混乱する……ただ話したいだけ……帰る家がなくて寒い……全身震えている……家族全員とけんかして物を投げ散らかす子……侮辱的に理屈っぽい態度をとる……死にそうな気分がする……気が滅入って自分自身と息子を傷つけたいような気がする……入院する必要があると思うが誰も気にかけてくれない……狼狽して新しい精神科医を望む……数日間不眠が続く……薬の服用をやめた……薬をなくした……薬を盗まれた……人の声が聞こえる……物が見える……妄想的な……自殺を考えている……もうこの世にいたくない……死にたい……すごく死にたい……死にたいができない……銃があれば自分自身を撃つのに……薬の過剰摂取……コカインのやりすぎ……ヘロインのやりすぎ……手首を切った……オーブンに頭を突っ込んだ……車の直前に飛び込もうとした……橋から身を投げようとした……首をつろうとした……喉にナイフを当てた……頭に銃を突きつけた……警官隊に撃ってもらうために銃を持っていると思わせたい……

こういった短い表現は、患者たちが緊急救命室へやってくる理由をある面ではうまく表している。しかし、人々は自分たちにしかわからない表現を使って話すことが多く、特に窮迫している場合はそうである。私の仕事の一部は、患者が話すストーリーを構成する要素を整理し、その情報を使って、この患者の人生はどこへ向かっているのか、という疑問に答えることである。それがわかってから、緊急救命室にいるその患者のために何ができるのか、継続管理はどうすべきかを決めることができる。

本書は、八年以上にわたって緊急救命室の患者二千人以上を評価した私の経験に基づいたものである。本書の中で伝えるために選んだ三十数名のストーリーは、病気であるとはどういうことを意味するのかということについてのストーリー、つまりパトグラフィー〔病跡学〕として知られている大量で増大し続けている医学や精神医学の文献に加えられるものである。

レネイ・J・マラー（René J. Muller）

謝辞

ここに語られているストーリーを最初に発表する場をいただいた『サイキアトリック・タイムズ』誌編集長クリスティーン・ポトヴィン氏、副編集長ジョイ・ホート氏、そして編集委員会に、心より感謝したい。ロナルド・ピース博士には、厳しい批評と親切な助言をいただいた。私がそれらのストーリーを本の形にして仕上げるための助言を下さったリヴァレンド・デイヴィッド・E・クロスリー氏にも、深く感謝の意を表するものである。

目次

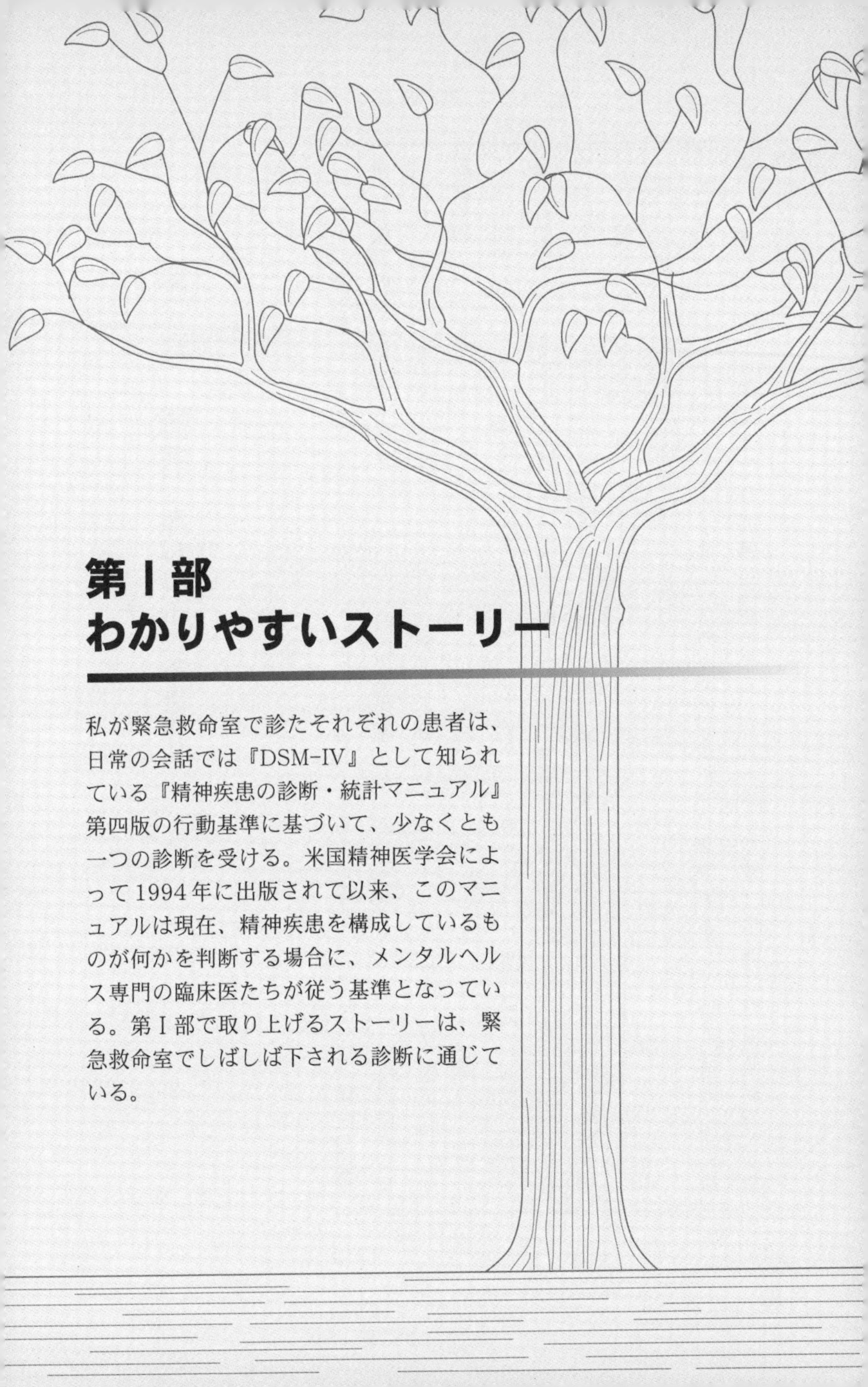

第Ｉ部
わかりやすいストーリー

私が緊急救命室で診たそれぞれの患者は、日常の会話では『DSM-IV』として知られている『精神疾患の診断・統計マニュアル』第四版の行動基準に基づいて、少なくとも一つの診断を受ける。米国精神医学会によって1994年に出版されて以来、このマニュアルは現在、精神疾患を構成しているものが何かを判断する場合に、メンタルヘルス専門の臨床医たちが従う基準となっている。第Ｉ部で取り上げるストーリーは、緊急救命室でしばしば下される診断に通じている。

第1章　鬱病　押しつぶれる世界

ひどい抑鬱状態の人が助けを求めて緊急救命室へ向かおうとするのは驚くことではない。鬱病の症状がある患者の多くは、すでにメンタルヘルス専門の臨床医たちに継続管理されていたり、抗鬱薬を常用したりしている。薬の服用をやめてしまった患者もいれば、新たなストレス要因となる否定的なことを最近経験した患者もいる。多くの患者はアルコールと不法ドラッグを使っており、それが原因で直接的に（生物学的に）、そして間接的に（対人関係や仕事を妨げることによって）抑鬱気分になることがある。機能する能力を失い、自殺したい衝動に駆られたり、気分誘発性の精神疾患症状を示したりする場合もあるが、そのような患者は入院させられる。あまり症状の重くない鬱病の患者は、病識を理解させられて援助を受けたあと、かかりつけのプロバイダー〔病院やクリニックなどの保健医療提供施設〕へ戻されたり、あるいは外来での継続管理のために新しいプロバイダーへ紹介されたりする。

大鬱病にもっともよく見られる症状は、一日の大半気分が悪い、普通なら楽しいはずの活動が楽しめない、睡眠や食事や集中することが非常に困難である、死んだほうがましだと考える、命を絶つための特定の計画を立てている、などである。

エドは、自分ではどうにもできず絶望しているという特有の印象を与えた。彼には自尊心がまったくなかった。鬱病を乗り越えるために何が必要か考えられるかどうかを私が尋ねると、彼は自信を持ってわからないと答えた。彼は自分が陥った困難な状況、すなわち、彼が考えたように、「化学的不均衡」が彼のために掘った穴から抜け出す予定がないことに悩まされているようには見えなかった。彼は自分のおかれた状況に関して完全に受動的のように見えた。

私はある晩、抗鬱薬レメロンとデシレルを過剰摂取した五十歳の男性を評価するために、緊急救命室に呼び出された。エドは糖尿病患者で、速効型インスリンを一七〇単位注射したということも主張していた（彼の日常的服用量は一五単位）。エドは別居中の妻に電話し、自分のしたことを話した。彼女はすぐに、夫が部屋を借りている家に住んでいる男性に電話をかけ、彼が九一一〔米国の緊急電話番号〕に電話した。

エドはストレッチャーに横になり、電解質とデキストロース〔ブドウ糖〕を静脈点滴で投与されていた。彼の情動は見られず、顔は無表情で、声には抑揚がなかった。表情と声からして、彼は抑鬱状態であるように思われ、彼自身かなりの鬱状態であると言った。「生きたくない」というのが、過剰摂取の理由を尋ねられたときの答えだった。

エドが服用したレメロン十五錠とデシレル二十五錠は、生命を脅かす量ではなかった。治療しなければ、インスリン一七〇単位で、もともとグルコースが正常範囲内（一デシリットル当たり六〇～一一〇ミリグラム）の人は死んでしまう。エドは、十年前に1型糖尿病と診断されていた。彼はこれまで何度か薬の服用をやめたことがあり、彼のグルコースはいつも一デシリットル当たり四〇〇～五〇〇ミリグラムまで上昇していた。エドは私に、処方通りにレメロンとデシレルを服用していたが、インスリンは数ヶ月前にやめていたと話した。エドが過剰服用したことを話してから六時間後、彼は嗜眠状態だったが、自分の氏名、場所、日付はわかっていた。彼は、私が質問することに対してすべて、最小限ではあるが適切に答えていた。皮肉にも、長いあいだインスリンをやめていた結果生じた高血糖症のおかげで、エドは助かった。（エドのグルコースレベルは、救急車内で一デシリットル当たり一三六ミリグラム、緊急救命室内で九〇ミリグラム、そしてインスリンの過剰摂取を中和するために最初にデキストロースを注入したあとが二七〇ミリグラム。）

五年前、エドはそれまで二十年間働いてきたガラス製品を作る会社の運営副部長の職を失っていた。「そうなることはわかっていた」彼は私に言った。「会社はもっと人件費の安い人間を雇ったんだよ」エドは、有名大学の経営学の分野で学位を取得していた。解雇されて以来、彼の生活は「スロー・スライド・ダウンヒル」と彼が呼ぶような状態となった。彼は短期間いくつかの仕事に就いたが、二年間仕事をしなかった。「私はすべてを失ってしまった」感情を表さずに彼は言った。家族からの尊敬も失っていたのだ。彼は貸部屋で暮らし、預金もなく、失業保険金も底をつきかけていた。

エドは、食欲はあったし、体重も一定のままだったが、食べる物を買うことができなかったため、

JCLS 88002-166

二日間何も食べていなかった。彼はよく眠ることができていた。（食欲と睡眠が正常というのは、ひどい抑鬱状態と考えられている人には珍しいことである。）エドは、失職するまで八年間鬱病が続いていて、その間「たくさんの医師たち」に診てもらっていた。両親はすでに亡くなっているが、二人とも鬱病であるとかつて診断されていた。

八ヶ月前、死ぬつもりでタイレノール［鎮痛薬］百錠を過剰摂取したと彼は言った。彼は医学的な治療を受けに行かなかった。あとで、彼は別居中の妻にその過剰摂取のことを話した。彼女は彼に、精神科病院に自ら署名して入院するべきだと強く言った。そして彼は三十日間入院し、電気ショック療法（ＥＣＴ）を受けた。エドは、自分の鬱病は「化学的不均衡」が原因だと確信していたので、病院の医師たちにそうではないと言われたにもかかわらず、病気について何もできなかった。彼は、どのメンタルヘルス専門の臨床医と会ったところで得るものなどないと言い張った。レメロンもデシレルも効果はなかったし、電気ショック療法も同じだった。自分の鬱病は生物学的原因で生じたと信じている患者たちは、これらの介入によってせめてプラシーボ効果を経験することが多いが、エドはそうではなかった。

エドは、自分ではどうにもできず絶望しているという特有の印象を与えた。彼には自尊心がまったくなかった。鬱病を乗り越えるために何が必要か考えられるかどうかを私が尋ねると、彼は自信を持ってわからないと答えた。彼は自分が陥った困難な状況、すなわち、彼が考えたように、「化学的不均衡」が彼のために掘った穴から抜け出す予定がないことに悩まされているようには見えなかった。彼は自分のおかれた状況に関して完全に受動的のように見えた。「別の仕事に就く覚悟ができていない」彼ははっきりと私に言った。

エドは、妄想や幻覚といった、ひどい鬱病の人がときどき経験する知覚の歪みがあることは否定した。彼は決して妄想症ではなかった。『DSM-IV』の診断では、彼は鬱病性障害、反復性、重症、精神病性特徴を伴わないものだった。十五年前、エドはコカインを一年間使用していたが、それ以来使用していないし、その他のストリートドラッグ〔医療用でなく、不正に使用される麻薬〕はやったことがない。アルコールを濫用したこともなかった。

電話で、エドの別居中の妻は、彼が話した内容の主要な点が正しいことを認め、また、エドは失職してからほとんど何も自分でやっていないのではないかという私の疑念が正しいことも裏付けてくれた。彼女は、鬱病に対する社会保障障害年金を申し込むよう彼に勧めたが、それは二人が彼の状態は生涯続くものと考えていたことを表している。エドは八ヶ月のあいだに二度目となる精神科病院への任意入院に快く同意した。私は、緊急救命室を去る前に、「化学的不均衡」のために鬱病を克服しようとするあらゆる努力が無駄になっているという彼の考えに異議を唱えた。彼は自分の主張を貫き、自分自身を助けるために何もできないと再び言い張った。

エドの状況についてどのように理解したらよいだろうか？　これまで私が診てきた鬱病患者のほとんどに当てはまる説明は、哲学者ジャン゠ポール・サルトルに由来するものであるが、彼は実存精神分析学に寄与したことでも認められている。サルトルは、否定的経験（喪失、敗北、拒絶）後に抑鬱状態になった人たちは、自分自身をだましてその喪失を乗り越えることができないと信じ込んでいるのだと考えていた。それはまるで一本の道路が閉鎖され、それに失望した人が、別の道路が開通するこ

JCLS 88002-166

との許可を勝手気ままに拒絶するようなものである。サルトルにとって、これは「弁解的態度」であり、自己欺瞞の行為であった。

サルトルが呼ぶところの「不思議な変形」を通じて、抑鬱状態の人間のかつては道具主義的［知識は事物を有効に処理する手段・道具であるという考え方］で気分正常状態だった世界は、その分化を失い、同時に魅力も失う。その道具主義的な世界はかなり分化されているが、それはそこで生きている人間がその提供物を他の物よりも尊重し、その誘因に選択的に反応するということを意味している。自分の世界を分化するということは、自己の発達ということと密接な関係がある。ドイツの実存主義精神科医カール・ヤスパースは、著書『精神病理学総論』の中で、「分化が高まると、明快さと自覚も高まる。はっきりしない直観と感情は、明快ではっきりした考えに取って代わられる。分化されていない状態の無邪気から、私たちの精神生活における無数の矛盾や葛藤が出現する」と説明した。明らかに、分化は精神的健康の必要条件である。

道具主義的で分化された世界は因果の世界であるので、計画が開始され、目標が設定され、危険が冒される。人間は忍耐強く、挫折に耐え、障害を克服し、満足を延期することをいとわない。道具主義的世界では、個人はまるで、自分がすること、つまり、どのようにしてある世界を組み立てさせてくれる自由を使うことに決めるかということが、自分たちの運命に影響を与えるとでもいうように振る舞う。最終的には、鬱病はこのような種類の世界に対する拒絶である。鬱病の人は、道具主義的で、分化され、気分正常な状態の世界で生きている人たちに必要なものがもはや当てはまらないかのように振る舞う。オランダの精神科医J・H・ヴァンデンバーグが述べているように、鬱病の人は「別の実存」を示しているのである。

明らかに、エドはかつて自分が生きてきた世界を分化しないことによって、自分の世界を魔法のように変形させた。彼の病的再建には平らに伸ばされた範囲があり、したがって彼が現在目にしたものは面白くなく、関心に値しないのである。彼の平らになった情動（無表情と変化のない声）は平らに作られた世界の一部であった。エドの鬱病は、彼の内部にあるのでもないし、分化されていない、平らにされた、価値のない世界にあるのでもなく、彼とその世界とのあいだにあるのだった。彼がその世界に対して持っていたのは、そのような「関係」であった。エドは、自分自身をだまして、五年前に仕事を失った失望を（そして、おそらくその喪失の前後にあった失望も）乗り越えることができないのだと自分に信じ込ませていた。彼には自分の人生は異なるかもしれないのだという希望もなかったし、自分の将来も見えなかった。私は、彼が私との面接中に怒る気配をまったく見せなかったことに驚いた。そういった感情もまた、彼の分化されていない世界では抑圧され、均質化されていたのかもしれない。彼は絶望していた。

エドが分化されていない世界を選択したのは、サルトルがもっとも大切なものと考えた「事実性」の文脈においてだったが、それは人間が人間の自由という贈り物に先立つサイコロを振る中で手に入れるすべてのもので、自分の両親は誰なのか、両親はどんな遺伝子を残したのか、自分が生まれてきた時代、自分の社会的地位、自分の性的志向といったことである。普通は、緊急救命室の中で患者を評価しながら、私はこういった要因がどうなのかよくわかる。しかし、エドはほとんど話さなかった。彼の答えは事実に基づくものだけで、簡潔であり、詳細なものではなかった。彼は自分の状況をつかんでおらず、何も望んでいないようだった。それにもかかわらず、エドの事実性の遺伝学的要素については、何か言えることがあるようだった。なぜなら、両親ともに鬱病の治療を受けたことがあり、彼は1型糖尿病であった。鬱病というのは、親が鬱病だった患者において、より多く見られるものである。もっとも、何が遺伝子を通じて残されたものなのかだとか、何が自宅で身につけられたものなのかは誰にもわからないが。鬱病はまた、糖尿病患者にも、より多く見られ、内分泌物と気分障害とのあいだに直接的な生理学上の関連があるのではないかと言われてきた。

多くの人間は、職を失うと道具主義的に反応を示す。エドが自分のとった受動的反応に対して、彼の事実性の一つかあるいはそれ以上の要素によって予備知識を与えられた可能性がある。彼の成長、つまりライフサイクルを通じて与えられた試練に対して彼がどのように反応したかということもまた、必然的に重要な関わりを持っていた。ある程度、人生における経験は脳の神経基質に刻み込まれ、遺伝子発現における変化と、引き続いて起こる受容体タンパク質の統合の部分でもっともそうなるという経験的証拠がある。この刻印付けが、気分の基礎となるものも含め、いくつかの脳内回路の神経の調子に影響を与えるかもしれない。

私は、エドがかなり自己陶酔的ではないかと思う。彼の身体は、外観はかつてハンサムだった男性のものだった。彼はかつて物事が自分の都合のいいようになるのに慣れていたのではないかという強い印象を私は持ったし、彼は自分にその資格があると強く感じていた。彼の分化されていない世界は、今は彼自身だけに合っているが、はじめからそうだったのかもしれない。彼の妻や三人の子どもたちが、彼の生き方によって迷惑をかけられたという気配を、彼が面接の中でも見せたことは一度もなかった。緊急救命室で評価しているあいだ、患者たちは自分の精神疾患が原因で自分がいつも傷つけた他者に対する心配の気持ちを、何気なくではあるが表すことが多い。しかし、エドは違った。

ナルシシストは、自分の人生はこうあるべきだと自分で思うかなり非現実的な筋書きと、その筋書の中で他者が演じるべき役割に極端に共感を覚える。こういった人間は、失望感や喪失感も大きい。否定的経験に対するその反応は、この個人の特徴に関連したもっとも悪性の病状を説明するものである。私は、エドが仕事を失い、自分の世界はこうあるべきだと思っていたイメージが粉々になったことに直面したあとで、彼の人格の構造がその世界を分化させないようにしたのではないかと思う。

精神科医のヴィクトール・フランクルは、第二次世界大戦中ナチスの捕虜であったが、著書『マンズ・サーチ・フォー・ミーニング』〔邦題『夜と霧　ドイツ強制収容所の体験記録』〕の中で、選択が収容所の捕虜たちの運命において果たした役割について書いた。あきらめてすぐに死んだ者たちもいた。自分たちの悲劇の断片から異なる種類の世界を自分たちで組み立てながら、生きのびて、自分たちに行なわれた不正を乗り越えた者たちもいた。サルトルの考え方に影響を受けて、フランクルは、人が否定的経験に対して与える意味がどのようにしてそれを切り抜けるか決定することを示した。エドの鬱病の重さは、彼が分化しなかった道具主義的世界の構成要素の数と、このような変形された構成物に彼が強く固執している程度の結果生じたものであった。彼が作り出した分化されない世界は、彼を抑制し、彼を押し下げる鬱病へとつながった。その世界は、明らかにヘイゼル・マーキュース〔米国スタンフォード大学心理学教授〕が病的な「セルフ・スキーマ」と呼ぶもの、つまり常軌を逸した思考や感情や行動のパターンからできあがっており、このような生き方をしている人たちに極端な感情面の痛みを引き起

JCLS 88002-166

こし、その人たちの他者との関係に悪影響を与える。確実に向かい合い、負けずにやり遂げ、そして最終的に実存的領域で自分の喪失の痛みに対処することによってそれを乗り越えることをせずに、擬似精神力学的言語によって、エドは精神病理学的領域でその痛みから自分を守り、抑鬱状態になった。

サルトルの脱分化理論と、鬱病を否定的思考に結びつける認知理論のあいだには、意見がまとまる重要な点がある。否定的思考は、鬱病の治療にとってしばしば非常に効果的な取り組みの中で認知療法士たちによって対処されることが多いが、抑鬱状態の人の分化されていない世界の認知構造上の要素であると考えることができる。これらの否定的思考は、本質的に病的で鬱病につながることは避けられないが、私たちを悲しませるだけで分化を完全なままにしておく否定的思考とは区別される必要がある。この種の認知は普遍的なもので、人間の本物の経験の一部であり、世界の道具主義的組み立てと両立する。

エドのように大鬱病を経験しているような人たちの生命のある病的セルフ・スキーマに固有なストレスは、ほとんど確実に脳との相関関係がある。ここで仮定されている脱分化は、あまりにも根本的な意識の変形であり、身体にとってあまりにも大きな結果として生ずるストレス要因であるので、生物学的に刻み込まれることはない。十分に研究されている視床下部—下垂体—副腎皮質（ＨＰＡ）系は、この刻印づけに必要となる可能性の高い経路である。この病的方法でもっとも強く全体的に世界を分化させせない人たちが、治療を妨げる鬱病にかかり、長期間にわたる抗鬱薬の大量服用とか電気ショック療法を必要とするのだろうかと思われるだろう。脳の組織と機能における変化は、視床下部—下垂体—副腎皮質系やその他の経路を通じて、脱分化と一致した病的セルフ・スキーマを永続させる

「安定器」として働くかもしれない。

正確にどれくらい「脳の疾患」、つまり「化学的不均衡」をエドが抱えていたかということは、むずかしくて、ほとんど答えることができない問題のままである。鬱病の選択された病的セルフ・スキーマが、それ自体鬱病の本質的な構造上の構成要素である可能性がある。抑鬱状態の人間の脳スキャン写真に見られる変化は、二次的な現象で、全体的なストレス反応の一部である可能性がある。こういった変化が鬱病に特有のものでなければ、鬱病の顕著な特徴を示していることにはならない。多くの経験的研究によって蓄積されたデータがあるにもかかわらず、脳と精神のあいだのすき間は縮められていない。意識の中身がどのようにして脳の組織や機能によって影響を受けているかということについて、私たちはまだ理解できていない。現在、エドがなぜ抑鬱状態であるのかをはっきりと言うために十分なことがわかっていないのである。

第2章　パニック　ばらばらになる世界

パニック発作に苦しんでいる患者たちは、怯えて緊急救命室にやってくることが多い。患者の多くは、心臓の動悸、押しつぶれるような胸の痛み、そして過呼吸症候群といった身体的症状を示す。自分はもう死んでしまうと感じる患者もいる。多くの場合、このような患者たちは、心臓発作を起こしていると思っているので、この可能性を否定するために、胸痛に関する精密検査を受ける。

誰もが一生のあいだに少なくとも一度はパニック発作を起こすと主張する不安障害治療専門の臨床医たちもいる。パニック発作を起こしたと報告した人の約九〇パーセントは、『DSM-IV』のパニック障害の基準に合致する。繰り返し起こる、予期しないパニック発作、もっと発作が起こるのではないかという心配の継続、発作の結果が持つ意味についての心配、発作と関連した行動の大きな変化は、この障害の主要な基準である。

この姉は、ウェンディが亡くした最初の肉親だった。彼女には、当時、自分の姉がこんなふうに死んでしまうことが理解できなかった。最初、ウェンディは起こったことを信じるのに苦労した。次に、それを信じることで、彼女はこの世界で自分が安全だという気持ちを失ってしまい、人生が変わってしまった。

突然硬直を感じて胸にひどい痛みを感じたとき、ウェンディは食料品店で買い物をしていた。彼女は一息つくこともできなかった。力が抜け、目眩がした。腕がひりひりと痛んだ。ウェンディは自分で車を運転して、緊急救命室へやってきた。

三十二歳のウェンディは昨年週に一度、これらの症状を伴ってパニック発作を起こしていた。二十五回にわたって、彼女は三つの異なる病院の緊急救命室へ行った。発作がひどくてどうしようもない場合は救急車で、そうでない場合は一人で向かった。ウェンディは毎回緊急救命室から退院させられたが、それにもかかわらず、彼女は自分は心臓発作を起こしていて生命が危ないともう一度確信していた。

数ヶ月間、ウェンディはかかりつけの医師に処方してもらったザナックス〔不安緩解薬〕を服用していた。地域メンタルヘルスセンターへ一度行ったことがあるが、そこの精神科医が補助的な薬を出したがったので、再び行くことはなかった。ウェンディは、このような方法では自分の問題は解決されないと強く感じたので、ザナックスの量を少しずつ減らしたかった。診察を受けた別の精神科医は、その精神安定薬の服用量を半分にした。

ウェンディのパニックの身体症状の発現が典型的なものだったとすると、それをもたらす心的外傷

JCLS 88002-166

もまたほぼ間違いなくそうであった。一年前、四十三歳になる彼女の姉が、就寝中に心臓発作で突然思いがけなく亡くなった。その姉は発作障害を患っており、身の回りのことができないため母親と暮らしていた。ウェンディがちょうど自宅を出て車に乗り込み、次女を車で母親宅まで連れて行こうとしていたところ、玄関から長女が飛び出してきて、姉が亡くなったという電話が母親からかかってきたと告げたのだった。ウェンディは自宅へ戻り、母親と話した。「私は受話器を落としたわ」彼女は私に言った。「私は泣き叫んだ……打ちのめされた……信じがたかった……みんなが私に嘘をついていると思ったわ」

ウェンディはそれから母親宅へ車で向かった。彼女のもう一人の姉と兄が、その死亡した女性を見に二階へ上がった。その女性の両腕は上がった状態になっており、医師は彼女が発作中に亡くなったと思った。ウェンディは遺体を見たくなかったので、一階にいた。「葬儀屋が来たとき」彼女は言った。「私は別の部屋へ行ったわ」ウェンディは、布で覆ってある遺体でさえ、家の中を通っていくのを見ることが耐えられなかった。「今でもあれは本当のことではないと思っているわ」彼女は説明した。「どうして彼女にあんなことが起こらなければならなかったの?」

この姉は、ウェンディが亡くした最初の肉親だった。彼女には、当時、自分の姉がこんなふうに死んでしまうことが理解できなかった。最初、ウェンディは起こったことを信じるのに苦労した。次に、それを信じることで、彼女はこの世界で自分が安全だという気持ちを失ってしまい、人生が変わってしまった。「すべてが変わったわ」彼女は言った。もっとも基本的な面でウェンディにとって変わったことは、彼女が現在は強い程度の不安を抱えて世界に向かい合っているということである。「毎晩私は、もし祈らなければ目が覚めないのではないかと思う……朝実際に目が覚めると、夫を揺さぶって生きているかどうかを確かめなければならない。その次に子どもたちの無事を確かめるの」

このように不安な気持ちで生活している人たちにとっては、身体もまた症状の発現を伴って不安になる。ある程度の数のこういった症状がひどくなり、たびたび起こるようになると、その人はパニック障害を起こしていると言われる。ウェンディの最初のパニック発作、つまり「ヘラルド・アタック」［ヘラルドは「先触れ」の意味］は、彼女の姉が亡くなった数週間後に起こった。仕事の帰りに夫を乗せて車を運転しているときだった。夫が彼女に、その日早く近所の人がスーパーマーケットで買い物をしているときに心臓発作で亡くなったということを話したばかりだった。おそらく、この二つ目の突然死について聞いたことが、「ツー・パンチ」つまり、すでにひどく危うくなっていた、世界は安全な場所というウェンディの感覚に対する最後の一撃だった。車内という同じ環境で二つの死について知ったことによって、二つ目の死による感情面での外傷が大きくなったのかもしれない。

最初のパニック発作のあいだに、ウェンディは押しつぶれるような胸の痛みを感じ、息切れがして、自分は死んでしまうと思った。彼女の夫がもっとも近いところにある緊急救命室へ、彼女を車で運んだ。胸痛についての精密検査によって、心筋梗塞の可能性は否定された。診断はパニック発作で、外来治療で継続管理するための指導を受けてから、彼女は退院させられた。

ウェンディは、姉が死ぬ前には大きな不安を経験したことが一度もないと、確信を持って私に言った。彼女は、自分は幸せで、社交的な人間であり、ウォーキングや自転車や夫と出かけるショッピングを楽しんでいたと言った。「現在は、とても心配で何もできない……またパニック発作が起こるのではとても心配なの……眠るのが怖い。翌朝目が覚めないのではないかと思っているわ」ウェンディは、ナーシングホーム〔老人ホーム〕で助手としてまだ働くことができたし、自分の家をきちんとしておくことができたが、それ以外は、反復するパニック発作や次の発作に対する恐怖によって、彼女の生活はひどく制約されていた。

「私は一年間、抑鬱状態だった」ウェンディは私に言った。彼女の睡眠時間は五～六時間に減り、途切れがちだった。しかしながら、彼女の食欲は変わっておらず、体重も減っていなかった。ウェンディには、自宅でも職場でも、以前のようなエネルギーがなかった。家族や彼女が勤務していたナーシングホームの同僚たちは、彼女が「下を」見ていると言った。「セックスに対する関心は、以前の半分になったわ」彼女は残念そうに言った。ウェンディの顔の表情は、悲しみで凍りついていた。彼女はゆっくりと、自信なさそうに歩いた。彼女の声の調子は、活気がなく単調だった。

ウェンディは『DSM-IV』の大鬱病の基準に合致しているが、彼女をだめにしているほとんどの症状は、不安に原因がある。明らかに、彼女にはパニック障害であると診断するのに必要なすべての症状がそろっていた（多くの人間は憂鬱と不安を抱えていて、不安がパニックとして身体的に現れる人もいる）。ウェンディは何度もパニック発作を起こしており、私が彼女を診察する前年には、週に一度だった。さらに発作が起こることについて心配し、感情の抑制がきかなくなったり心臓発作を起こしたりすることについて心配していた。彼女の行動はかなり制限されていたが、外出できないところまではいっていなかった。広場恐怖の症状をいくつか示していたが、この診断が正しいと証明する程度までは悪化していなかった。

ウェンディは、広場恐怖を伴わないパニック障害という診断だった。彼女は外来治療に回された。この精神障害の治療には、さまざまな介入、特に認知療法、精神力学療法、行動療法が成功していた。認知療法は、世界はよく知らなくて安全でないという患者の考え方や感情に異議を唱える。精神力学療法は、「ヘラルド・アタック」より先に起こる葛藤の裏にある感情の中身に取り組む。行動療法は、パニック発作を誘発するような状況に患者を直接さらしながら、そういった状況に対する患者の敏感度を減らしていく。

歴史的には、ベンゾジアゼピンと三環系抗鬱薬が、パニック障害の症状を阻止するため最初に使われる薬であった。最近では、選択的セロトニン再取り込み阻害薬（SSRIs）、特にパキシルが、こういった症状を薬で治療する方法として好まれるようになった。ウェンディはザナックスを服用していた。しかし彼女には、この薬が最終的な解決策にはならないことがわかっており、臨床研究によって彼女のその直観的理解が後押しされていた。薬の服用を中止するとパニックの症状が再発するのである。パニック発作から自由になるために、ウェンディは、姉があまりにも突然思いがけず亡くなったときに自分が失った感覚を取り戻さなければならないだろう。それは、世界はとにかく最小限安全であり、彼女が外傷経験によって信じるようになったほど、予測できず安全でないことはないという感覚である。

第3章　境界性パーソナリティ

壊れやすい世界、変わりやすい気分

境界性パーソナリティ障害は、「壊れやすい」自己を持つ患者に下される精神医学的診断であり、その患者は他の人たちとつき合う上で、深刻で慢性的な問題を抱えている。こういった患者は、多くの場合、衝動的で破壊的に行動する。「境界性」というのは誤解を招きやすい用語で、患者がある境界を越えて、精神疾患や統合失調症といったさらに不吉な状態に入る傾向を（誤って）暗に意味している。

境界性の患者は、密接な関係においてうまく行動することができない。親密さが、すでにぐらついている自己にとって、さらなる脅威として感じられるのである。その患者は、自分と親しい人がいないことで慢性的で継続している虚しさが高まるため、一人でうまく行動することもできない。それはまるで、誰かに近いのは近すぎて、あまり近くないのは遠すぎるかのようである。境界性の患者は、恋愛、友情、仕事といった他の人たちとの関係において十分な感情的距離を置くことができない。境界性パーソナリティ障害の人たちは、どんな種類の拒絶も喪失も、乗り越えるのにとても苦労する。否定的経験は、すぐに鬱病を引き起こすこともある。境界性の患者は、多くの場合、何らかの方法で拒絶されたあとに緊急救命室へやってくる。彼らは腹を立て、ふさぎ込み、自分に起こったことを受け入れて克服することができない。

面接が進むにつれて、ハイジの境界性のダイナミクス〔防衛手段〕が、話をしなければならないというストレスでよりはっきりしたものとなった。アンビヴァレンス、つまり、同一の人物や物事についての彼女の相反する考え方や感情のあいだの変化が、特に顕著だった。彼女の母親は、後に私に話してくれた。「ハイジについては、あらゆることが白か黒なんです」

二十一歳のハイジは、日曜日の晩に母親に連れられて緊急救命室へやってきた。「ハイジは、ふさぎ込んでいて自殺しそうです」母親は面接を開始しようと部屋に歩いて入ってきた私に言った。トリアージの記録には患者が話した内容が引用されていた。「私は何もするつもりはないけど、もしトラックに轢かれるならそれでも構わないわ」ハイジは自分自身を傷つけるはっきりとした計画がないことを明らかにしたが、「明日のことはわからないわ」と付け加えた。さらに質問した結果、はっきりしないのは、自分の命を奪うことについてではなく、一日をどう乗り切るかについてだということがわかった。

ハイジは背が低くて痩せており、短く縮れた茶色の髪の毛は、まるで下のほうから彫り上げたかの

JCLS 88002-166

ようで、頭の上のほうは十分残したまま下の方は切り取ってあった。彼女は服を着たままストレッチャーに座り、濃い色のぴっちりしたズボンをはいた両脚を垂らしたまま、怯えているように見えた。彼女は、自分がもっとも気にしている感情は心配であることをすぐに認めた。彼女は表情も声も、びくびくして反抗的だった。しきりに自分のことを話して私に自分の秘密を打ち明けたがっているかと思えば、次の瞬間には、その面接が行われていることに本当に腹を立てているように思われた。

ハイジは上流中産階級の家系で、私立学校に通ったが、芸術を重視している高等学校を卒業した。彼女はニューヨーク市にある有名なデザイン学校で数年間過ごしたが、彼女の話では、父親が学費の支払いを拒否したために退学しなければならなかった。彼女はデザイン関係の仕事をいくつか行い、重要な企画をいくつかうまくやり遂げたと主張した。

レズビアンの（母親が後に語ったところによれば暴力的な）恋人との関係は前年に終わっていた。どちらから別れを言い出したのかははっきりしなかった。ハイジはいくつかの大きな挫折を伴うつらい一年を送っていた。カリフォルニアで暮らしていたときの別のレズビアンの女性と別れたり、そこで購入した自宅を失ったり、自家用車を失ったりといったことであった。彼女は二年間仕事に就いていなかった。彼女はお金がなくなったために、カリフォルニアを去った。彼女は現在より望ましい地域の一つにあるアパートで、母親と暮らしていた。

母親が午前一時を無理やり門限にしたことを、ハイジは三十一歳の女性にとってひどい規制だと考えた。後に、母親は私に、娘は面倒を見てもらう必要があると感じていたと話してくれた。彼女が抱える多くのジレンマの一つは、彼女には母親の援助が必要であるが、このように頼ることはひどく嫌うということだった。面接のあいだ、彼女は交互に、貧乏な子どものように、そしてきわめて自立した大人のように話した。彼女はこのアンビヴァレンスを調和する方法は持っておらず、それが解決されるべきだと感じることさえないようだった。彼女はこのジレンマに陥っているというきわめて深刻な運命をあきらめているように思われた。彼女はそんな態度を示していた。私は何をすればよいのだろうか？

ハイジは最近ますます絶望的になっていることを認め、まるで「ばらばらになっている」ようだと私に話した。彼女が一日を過ごして、他の人たちに対処することは難しかった。しかしそれにもかかわらず、彼女には何人か友人がいた。血液毒素分析で判明したマリファナ、ヘロイン、コカインをどこで手に入れたのかを尋ねられると、彼女はそういった友人からだと答えた。ハイジはヘロインをここ八年間、コカインをここ十三年間やりたい放題だった。彼女はこれらのドラッグを決して静脈注射は使わずに鼻から吸引していたが、ふだんはほとんどドラッグなしで我慢していた。

ハイジは、三年前にマリファナを使いはじめていた。彼女の両親は一九六〇年代に成人に達しており、彼女が子どもだったころずっとこのドラッグをやっていたので、彼女はその臭いをひどく嫌っていた。彼女が言うには、この嫌悪を克服するのには時間がかかった。ハイジは、マリファナが不安の危機を和らげてくれたことや、変わりやすい気分をある程度コントロールするためにヘロインとコカインを使ったことを認めた。彼女は六年前民間のドラッグ治療センターに入っていたが、数日で自分からそこを出た。

ハイジのかかりつけの精神科医は、現在アティヴァン［不安緩解薬］とフェンテルミン、鬱病に対して気分を明るくする薬として補助的に時おり使われるアンフェタミンを処方していた。彼女はこれまで数多くの抗鬱薬を服用してきたが，長時間効果があったものはなかった。ハイジは，自分が使った薬は「もはや効果がなかった」と面接中に何度か言った。彼女はがっかりして憤激した口調でこう言ったが，それによって私は，彼女がその薬を処方した精神科医だけでなく，その薬にこの不調に対する責任があると考えているのだと思った。

最近まで，ハイジはあるセラピストに診てもらっていたが，彼女は自分を助けてくれたと主張した。しかしその女性セラピストは自動車事故で負傷したために，もう患者を診ていない。ハイジは七歳のときから断続的に精神科の治療を受けてきたし，リチウムを含む多くの薬を試してきたが，どれも不完全で一時的な効果しかなかった。彼女は精神疾患のために入院したことは一度もなかった。

面接中にハイジは境界性パーソナリティ障害の多くの特徴を示していることがすぐに明らかになったが，境界性の患者たちというのは，喪失ということを特に深刻に受け止めている。その患者たちの自己とアイデンティティに対してすでに壊れやすくなっている意識は，どんな否定的経験によっても厳しく試される。一日前のパートナーとの別れがたぶん，死んだほうがましであると考えだけでなく，不安と怒りと鬱病の悪化の引き金になり，彼女は緊急救命室に来ることになったのであろう。

面接が進むにつれて，ハイジの境界性のダイナミクスが，話をしなければならないというストレスでよりはっきりしたものとなった。アンビヴァレンス，つまり，同一の人物や物事についての彼女の相反する考え方や感情のあいだの変化が，特に顕著だった。彼女の母親は，後に私に話してくれた。「ハイジについては，あらゆることが白か黒なんです」しかしながら，緊急救命室に姿を見せる数多くの境界性の患者たちとは異なって、ハイジは外見上はコントロールを失うことも、緊急救命室の他のスタッフたちを自分が感じている葛藤の中に引き込もうとすることもなかった。

（全部ではないが）数多くの境界性の患者たちは、自分たち、他の人たち、そしてこの世に存在するほとんどすべてのものが、ある程度、よい面があり悪い面もあるし、肯定的であり否定的でもあるというような自分の人生における曖昧さを、許すことも受け入れることもできない。このような状態で、人はどのようにして人とのつきあい方とか、状況の見極め方に自信が持てるだろうか？　このように曖昧さを受け入れることができないのは、精神分析学の文献で「スプリッティング」［分裂］として知られている、不安主導による原始的防衛機制に由来する。スプリッティングは、自分の意識と行動において、人生を異常に危険なものと感じさせている曖昧さの構成要素を別々のものにし、あまり不安でない方法で曖昧さの中で暮らせるようにしようとする病的な（そして結局はうまくいかない）試みである。

他の人たちに何を求めるべきかが完全にわかっている人などいない。それとなく、ほとんどの人たちはこの人生の事実を受け入れている。しかしながら、境界性の患者たちは、曖昧さに固有な不安というものに直面することができない。その不安を避けるために、彼らは他の人たちや自分がいることに気づいた状況を、交互に「すべてよい」（何かが完全に肯定的に見られ感じられるあいだ、それは心から抱きしめられ、傷つくという不安もない）、次に「すべて悪い」（完全に否定的なものは完全な確信を持って拒絶される）と考えるのである。状況をまず一つの（非現実的な）見方、次にもう一つの見方から交互に考えることによって、（曖昧さの正反対にある構成要素を現実的に統合することによって得ることができる）スプリッティングしていない見方に内在する存在的不安の完全な攻撃は一時的に回避される。

しかし、この現実をゆがめることの代償は高い。正気な人で長時間このように境界性の患者につき合うのを我慢できる人などいない。高い賞賛か強い非難の両極端のどちらか一方に値することもないのに、一方の端からもう一方の端への急激な変化に値することなど何もしないのに、ある瞬間にあがめ奉られ、次の瞬間にはただ引きずり降ろされることを想像してみるといい。誰かが少しでもこのようにあなたとつき合うとしたら、どれくらい困惑して裏切られた気分になるか想像してみるといい。

言うまでもなく、そのような人との関係を維持することは困難であり、それが境界性の患者が他人とのあいだにそんなに多くのやっかいなことを抱えたり、その患者たちの人生がそんなに混乱したものになったりする理由の一つである。明らかに、関わった経験の意味が根本的にしばしば変化するのであれば、別の人やある事業計画への関わりを維持することは不可能である。境界性の患者たちは、この種のアンビヴァレンスを伴って生活しているときには、合意して共有している人間の経験の輪の外側に自分自身を置くのである。F・スコット・フィッツジェラルド〔米国の小説家〕は、「第一級の知性の基準は、心の中に同時に二つの相対する考えを持つ能力であり、それでもなお正常に機能する能力を持ち続けることである」と述べた。彼は、安定した精神の特徴は相反する考えと関連のある、相反する感情を許容する能力であると付け加えてもよかった。

スプリッティングという防衛機制を使う境界性の患者たちは、それを使わない境界性の患者よりも、自分自身と他人とのあいだの快適な感情的距離、つまりどんな状況においても快適な場所を見つけるのにさらに苦労する。これは、ハイジを含む多くの境界性の患者たちが感じる高いレベルの不安をある程度説明するものである。不安でいるということは、結局のところ、世界の中の自分の場所がわからず意識できないということなのである。境界性の患者たちは、肯定的か否定的にスプリッティングすることによって、他人や状況にあまりにも近すぎる、あるいはそれらからあまりにも遠すぎるところに自分自身を置くようにして行動する。もし彼らが自らを縛りつけることを選ぶと、あまりにも関わりすぎてその（肯定的な「すべてよい」見方への）関わりからあまりにも多くのことを求めてしまう。自分の非現実的な期待がかなえられなくてその関わりを取り消すと、あるいは一方的に拒絶されると、彼らはその喪失を乗り越えることができずに（今や「すべて悪い」見方）の中に捨てられたような気持ちになる。境界性の患者たちが、フロイトが人生はそれがすべてだと考えた恋愛や仕事に関してそのようなひどく苦しい困難を経験するのは不思議ではない。

境界性の患者たちの自己やアイデンティティについての意識がこの防衛プロセスにおいて深い傷を負い、喪失やあらゆる否定的経験に対する脆弱さが高まるのは驚くに当たらない。誰かの、あるいは何かの喪失をうまく嘆いて乗り越えることは、失われたものの本当の意味が認識されるまでは不可能である。境界性の患者の多くはこれができない。なぜなら、彼らは死んだり関係を切ったりした人についての考えや感情の相反する両極端のあいだを行ったり来たりしているからである。喪失の真の意味が絶えず変化しているあいだ、その喪失を乗り越えることなどできない。

境界性の病状がある多くの人たちは、大切な人が亡くなったあとすぐに初めて治療を求める。なぜなら、防衛力が弱まり、境界性の症状の増加を感じるからである。ハイジはあの土曜日の夕方、スー

JCLS 88002-166

ツケースに荷物を詰め、境界性の患者ができると言われる程度に意を決し、緊急救命室へやってきて、まじめで親密な関係が解消した次の日に精神科入院病棟に入ることに同意した。

「黒と白」は、ハイジの母親が娘の世界についての解釈の仕方を言い表したものだった。もっと明確に言うと、ハイジは黒と白のあいだを行ったり来たりして、自分自身と他人と人生におけるその他すべてについての考えや感情をスプリッティングしていた。一時間にわたる面接と、その後の二時間にわたる母親や私との質問についての話し合いのあいだ、ハイジは（何度も）決心し、次には（何度も）その決心を取り消し、そして精神科病棟へ入院患者として入った。この期間、どうするかを決めようとするあいだ、彼女は自分がいかに利口で才能があるかについて、成功するためにいかに熱心に働いたか、いかに多くの障害を乗り越えてきたか、さまざまな事業企画でいかに多くのよいスタートが切れたか、いくつかの事業企画がいかにうまくいったか、そのうちの一つに対して自分がいかに惜しみない賞賛を受けたか、そして別の仕事をどのようにして引き受けたかについて、心の内を打ち明けた。しかし現在、彼女には仕事もお金もなく、門限を条件にして母親と暮らしているのだ。

どのようにしてこれが彼女に起こったのか？　実際のところ、ハイジにはまったく見当がつかなかった。彼女の両親は離婚していた。父親は再婚したが、母親はまだ一人だった。両親ともに一九六〇年代の反体制文化の影響を強く受けていた。一九五〇年代には、父親は工業デザイナーとして成功していた。ハイジによれば、彼はアルコール依存症で、マリファナやもっと強いドラッグをやっていて、かなり自己陶酔的だった。彼女の母親は長いこと鬱状態で、彼女が十代の期間は自殺しそうなほど鬱状態がひどかった。その期間は、母親と娘は事実上役割を交替しており、母親が病気のあいだハイジが看護をした（母親がその事実を証明した）。その役割の逆転で受けたことが、ハイジに犠牲を払わせたと推測することしか私たちにはできないが、彼女は自分の家族がいかに機能障害で、自分が家族のダイナミクスによっていかに心的外傷を与えられたかについて指摘する機会を逃すことはなかった。憎しみに満ちた皮肉を込めて、彼女は私に、自分の妹は両親に優秀で出世した娘だと思われており、修士号を取得してうまくやっていると話した。

ハイジが入院病棟に自ら入るための書類に署名したあと、私は当直の精神科医に連絡した。私は、彼女は入院すべきであるという助言を添えて、私の評価の詳細な概要を彼に渡した。彼女自身にも他人にも差し迫った危険はないが、前年に大切なものをいくつか失う経験をしたあと、人生におけるまた別の重要な人と別れたばかりでは、ハイジは自宅で母親とかなりの葛藤状態にあり、補償作用喪失の強い症状を示しており、D・W・ウィニコット［英国の小児科医で精神分析医］が「抱える環境」と呼ぶものが必要に思われた。

この精神科医は新任で、その日が最初の当直勤務だった。他の精神科医スタッフなら、この患者をすぐに受け入れたであろう。しかし、たぶん入院患者担当の精神科医としての役割に確信がないので、彼は自宅から車で三十分かけて雨の中、自分で面接するために緊急救命室へ来たと言い張った。

それで本当に、彼は面接を、少なくともあと一時間行ったのだ。彼はハイジだけと話し、母親とだけ話し、それから母親と娘といっしょに話した。私が廊下で母親に話しかけると、彼女はその精神科医は入院に賛成していると言った。彼女も同じだった。しかし、その精神科医は面接を終えて私のオフィスに戻ると、その患者は入院せずに母親と帰宅することを今決めたと私に言った。

（臨床的には何も間違ったことをしていないが、自分の介入結果に当惑しているように見える）その精神科医は、ハイジを心変わりさせようと期待して、最後に私たち四人全員で会うことを提案した。ハイジは、むっつりと腹を立て、小さな部屋の長いすに座った。その精神科医は、自分が行った長い面接の中で、外来患者か入院患者として扱われる場合の良い点と悪い点を、私がすでに話したのに繰り返していた。彼は入院に賛成することを明確にしていたが、ハイジが私に勧められて任意入院の書類に署名したあとで、彼が入院させられない可能性についてちょっと言及したことが、おそらく彼女にとっては十分自分が見捨てられるという合図になり、申し出に対するまったく非現実的な判断を彼女が下すことになったのだろう。

私、その精神科医、そして自分がいる状況に対して怒りむかつきながら、ハイジは言った。「あなたたちは私を困惑させているわ。私がここにやってくるのに（そして署名して精神病院に入院するのに）三十年かかったのよ、そして今は……」そして今は、見たものを新しく経験したぞっとさせる曖昧さとして処理することができずに、私たちが（彼女の心の中で）彼女と別れる前に、彼女は私たちと別れようとした。「家がとてもよく思えはじめたわ」彼女は確信を持って言った。一時間前には、同じように確信を持って、家は「耐えられない」と、彼女は私に話していたのに。

スーツケースを持ち、世の中が自分をひどく扱っていると再び思いながら、ハイジは母親と帰宅した。これまでに何度、いくつの状況で、何人の人とのあいだで、ハイジはこの同じ種類の防衛的選択をしてきたのだろうか？　そして、これから何度この防衛行動をとり、そのようなひどい結果が待っているのだろうか？　多くの境界性の患者と同じように、ハイジは自分の怒り（ひょっとするとあらゆる否定的感情のうちでもっともひねくれて満足するもの）にふけり、自分の問題を他のあらゆる人のせいにし、自分の努力からではなく外部からもっとよいことがやってくるための変化を期待した。

それでもやはり、入院させられることを拒むことによって、ハイジは皮肉にも、結局は悪い選択をしなかったのかもしれないと認めるべきである。境界性の患者たちは、精神科病棟で退行する傾向があるが、これは受け身的で世話をされる必要性が与えられることが一つの理由である。静かな病院の環境は、ハイジのような患者たちにとって、とても不安で気落ちしていて自分自身の面倒を見ることができない場合、あるいは自分や他人に対する直接的脅威となる場合には、ためになる。最初は、私はハイジが最初の基準に合うと感じていた。振り返ってみると、入院するとありうると考えられる病院内での曖昧な環境と、病院外における自分の状況の曖昧さとのあいだの選択に直面して、彼女は後者のほうがあまり脅かすものではないと考えたのだった。

第4章　多重人格性

二つ以上のアイデンティティで世界を相手にする

多重人格性障害は、『DSM-IV』が現在は解離性同一性障害（DID）と呼ぶものの旧称である。『ジキル博士とハイド氏』は十九世紀から、『イヴの三つの顔』は二十世紀から、この精神疾患の奇怪な性質を大衆の意識に刻みつけてきた物語である。

解離性同一性障害の診断の妥当性は、多くのメンタルヘルス専門の臨床医によって異議を唱えられているけれども、少なくともある患者たちにとっては、この感情、思考、行動を内包した二つ以上の育ちうるパーソナリティへの分裂と噂されているものは、本物の現象であると思われる。ジキル博士、ハイド氏、イブは、たぶんパーソナリティ解離の極端な状態を代表しており、この現象がいかに強く一人の人間によって実現されるかもしれないという例である。解離性同一性障害の患者がどれくらい交互に現れるパーソナリティを生み出すかという問題は、答えが見つかっていない状態のままである。

ネイディーンが漂白剤に浸してあったと言った長さ一〇インチ［約二五セ

ンチメートル」のゴム製の圧迫帯、曲がったストロー、そしてタンポンが取り除かれた。彼女が後に私に語ったところでは、これらの物体を彼女の膣に入れた敵意のある分身は、口からも彼女を「毒殺する」ことを試みていた。「上のここは私が支配しているわ」彼女は口元を指さしながら言った。「下のここ」と生殖器のあたりを示しながら、彼女は自分の支配する力が弱いことをほのめかした。

一九九四年に『DSM-IV』によって改名されるまで多重人格性障害として知られていた解離性同一性障害（ＤＩＤ）は、論争を引き起こす診断である。高い評価を受けている多くの臨床医たちは、自分たちが解離性同一性障害だと信じた患者たちのために働きながら経歴を築き上げてきた。その一方で、解離性同一性障害はいんちきな診断の標識だと考えている有名な医師たちもいる。

ジョンズ・ホプキンズ大学精神医学教授ポール・Ｒ・マックヒューは、彼が解離性同一性障害患者の「他人にとってもっと重要に見えるようにして、その人たちの関心や支援を得る権利があるようになろうとするほとんど無意識の努力」とみなすヒステリーが、その罹病者を現在社会的に公認していることに加えて、多重のアイデンティティとパーソナリティを持っていると主張する人たちの気まぐれな行動を説明しているものだと激しく主張した。ウエスタン・オンタリオ大学精神医学教授Ｈ・マースキーは、解離性同一性障害の診断の増加は、一九五七年に出版され後に映画化された『イブの三つの顔』という本、解離性同一性障害についての他の本や映画、そして非常に多くのメンタルヘルス専門の臨床医たちがその診断を批判もせずに肯定したことにその原因があると考えた。マースキーは、自分の研究では、心的外傷に対する防衛反応、つまり解離性同一性障害の根底にあると考えられている精神力学的メカニズムにはじまるたった一つの「汚されていない」解離性同一性障害の症例を明らかにすることができなかったと主張している。

マックヒュー、マースキー、そして解離性同一性障害を批判する人たちは全員、この診断によって名づけられている行動が社会的に知られているということは本質的に賛成している。患者と文化のあいだの相互作用を強調しながら、マースキーは解離性同一性障害と関連のある行動の大騒ぎを「狂気の製造」とみなしている。マックヒューはその診断を「精神医学的不幸」と呼んでいる。(『DSM-IV』は行動にのみ基づいて診断をし、行動の意味は明記しない。)

ひょっとすると、患者の中には、(しかし解離性同一性障害と診断されたほとんどの患者ではないと思うが、) 心的外傷に誘発され精神力学に基づき、二つあるいはそれ以上のアイデンティティの回りに結合するのに十分な感情、思考、行動の解離と分裂を経験する者もいるかもしれない。解離性の行動の起源が何であれ、解離性同一性障害の基準に合う人たちは、症状が頻繁に悪化して、しばしば危機的状態で緊急救命室にやってくる。

二十三歳のネイディーンは、これまで私が関わった他のどの患者たちよりも、解離性のアイデンティティの仮定とかなりの程度まで一致するように行動した(なぜこのように行動するようになったのかということと彼女の行動が何を意味しているのかということは結局わからなかった)。緊急救命室でネイディーンを診察するように頼まれたのは、これで三度目だった。彼女は隔離室の紺青色のマットレスに座って、患者には特にやさしい女性スタッフに見守られ慰められていた。
ネイディーンはちやほやされているみたいで、英語とロシア語を交互に話していた。ロシア語はかつて真剣に勉強していたと、後に彼女は教えてくれた。彼女の話し方は、速くて精神的にプレッシャーを受けているようで、大声で力がこもっていた。彼女の話した内容のほとんどはわかりやすかったが、そうでない部分もあった。彼女は話しながら手帳に書き込み、太字で線を描き、ときどき単語も少し書いた。ネイディーンは外見や態度は子どものように無邪気で、背は低くてほっそりとしており、髪は茶色で短く、目鼻立ちのはっきりとした野性的な顔には大きすぎると思われるレンズの厚い眼鏡をかけていた。

ネイディーンは階上の腫瘍病棟から降りてきていた。彼女は得意げに、自分の写真と黒の太字で「ボランティア」と書いてある病院のバッジをさっと見せた。彼女は、緊急救命室へやってきた理由を二つあげた。第一に、彼女のかかりつけの精神科医が休暇で二週間戻らないため、パキシル〔抗鬱薬〕、デシレル、シンスロイド〔甲状腺機能治療薬〕の処方箋が必要だった。二番目の理由は、彼女が言うには「子どもたちが出てきはじめた」ということだった。これらの「子どもたち」とは、私にわかる範囲では、彼女のアイデンティティのもっと未発達の側面のいくつか、つまり「分身」で、それは大きなアイデンティティである（法律上の彼女のファーストネームではなく、彼女が選んだ）「ネイディーン」にとってやっかいなことを引き起こす傾向があった。

この患者（表向きにはネイディーン）の意識を構成している不安定なアイデンティティの全体を誰が代弁していようとも、心地のよい、多くの場合説得力のある面接をしてくれた。彼女の話したことのほとんどは理解しやすかったが、そうではなく明らかに奇怪なものもあった。説得力のある話も奇怪な話も同じように確信を持って持ち出されるので、彼女は両者が区別できないのではないかと私には思えた。

ネイディーンは過度に機敏な状態で、自分が誰なのか（すなわち「ネイディーン」であるのか）、病院の名前、日付がわかっていた。彼女の話し方は速く、とぎれとぎれに進み、声は大きくてあまり調整されていなかった。気分について尋ねられると、彼女は「悲しい」と言ったが、睡眠や食欲の不調、体重の減少、性的快感消失、精神運動遅滞（彼女はおそらく不安が原因で以前は興奮していたが、面接のあいだは比較的落ち着いていた）、日々の仕事に広範囲にわたって支障が出ること（彼女はボランティアの仕事から直接私たちのところへ来ていた）、そして死んだほうがましだという考えは否定した。彼女は自分自身や他人を傷つける意図や計画を否定した。彼女は、父親によって身体的、性的に虐待を受けたと主張した。

ネイディーンは州立精神科病院で一年間の入院生活を送ったあと、四ヶ月前に退院していた。彼女はその後二ヶ月間グループホームで生活していたが、そこのスタッフに、ネイディーンがコントロールを失う原因となる未発達な分身の「子どもたちをコントロールする」のに必要な世話がもはやできなくなると、退所することを求められた。現在は、彼女は女性の友人と暮らしている。

ネイディーンは、自分の薬の処方箋をもらって帰宅したいと私に言った。彼女は、今は自分で管理できると私を安心させた。彼女はアルコールや薬物濫用の経歴を否定した（血液毒素分析の結果は陰性だった）。身体の健康状態は現在良好だと、彼女は言った。もっとも彼女は喘息で、甲状腺機能低下症のためにシンスロイドを服用していたが。

ちなみに、ネイディーンは隔離室から数フィートのところにあるトイレにいるときに、「ある男がゴミを私に押し込んだのよ」と他の人にそれとなく知らせた。私は彼女が主張するのを文字通りには受け取らなかった。もっとも私はその発言を医師助手に繰り返したが。その医師助手は、すぐに骨盤検査をしようと黙って考えている様子の彼女にノーと言った。

面接を終えると、私は緊急救命室の担当医と話をし、彼はネイディーンに必要な処方箋を渡し彼女を退院させることに同意した。私たちはその晩忙しかったので、ネイディーンは自分のカルテがサインされ、私が退院に必要な継続管理の指示を記入するのを待たなければならなかった。ナースステーションを取り囲んで置いてある座面の高いスツールに腰掛けたまま、彼女は緊急救命室のスタッフ数人の中でしかるべき位置を占めて、スタッフたちと自信を持って話していた。

私が彼女の署名をもらうために退院に必要な用紙を持ってくると、ネイディーンは、面接中にも話していた、バスルームにいるあいだにゴミを自分の体内に挿入されたという話を繰り返した。私が反応しないと、彼女はすぐに興奮しはじめ、その用紙に署名するのを拒否した。「あなたたちはこのことで私を助けてくれると約束したわ」彼女はそう言ったが、誰が約束したかは言わなかった。後に、彼女はそれが隔離室で自分を見守ってくれた女性のスタッフだとほのめかした。

興奮はすぐにヒステリー発作に変わった。その患者（彼女の解離して砕けたアイデンティティのどの側面がまさっていようとも、ことによるとネイディーンでないかもしれない）は金切り声をあげ、緊急救命室のスタッフや他の患者の注意を引いていた。数秒で、彼女は落ち着いた若い女性（ネイディーンか？）と思われるものから、ヒステリー状態の子ども（分身か？）に変わり、約束した世話を私たちがしてくれないと叫んだ。

男性のスタッフを引き連れて、ネイディーンは緊急救命室の区域から放射線科の待合室へとうろつき歩き、病院の南翼に続く廊下へ出た。彼女は明らかにコントロールを失っていたが、結局は待合室へ戻るという私たちの提案を受け入れた。空っぽの部屋にあるいくつかの椅子は拒否して、その代わりに部屋の隅に膝を抱え頭を垂れて座っていた。約十五分後、彼女は落ち着き、私たちは彼女をなだめて隔離室へ戻した。

この行動の一部を見て、緊急救命室の担当医は、ネイディーンを病院の精神科病棟へ入院させるべきだと主張した。大声で抗議しながら、ネイディーンは再び興奮しはじめ、退院させるよう要求した。私は彼女が落ち着きを取り戻すかどうか見るのを待って、それから再評価することを提案した。しかし、緊急救命室スタッフの一致した意見は入院で、私はその点をさらに議論し続けるほど強く反対はしなかった。

ネイディーンは、ナースステーションの電話から自分のかかりつけのセラピストに連絡し、しばらくのあいだ熱心に話した。私は報告書に取り組むためオフィスに戻ったが、彼女が階上の精神科病棟に行くまでにそれを書き終えなければならなかったからだ。それからネイディーンのセラピストが電話をしてきて、ネイディーンに関する限り、彼女は一週間ずっと「法的に精神異常と認定しうる」状態だったこと、彼女はときどき実際に物体を自分の膣に挿入したこと、そして彼女は「食いついたり、引っかいたりして」入院させられることに抵抗するだろうと言った。

その患者（彼女が今、ネイディーンであれ、「子どもたち」のうちの一人であれ）が、私が報告書を書き終える時間の半分でもっと理性のある状態になるかと思い、また認定に伴う余分な時間や労力を節約することを期待して、私は彼女に署名して自主的に入院するよう頼んだ。廊下のオフィスからほんの数フィートのところに座って、彼女は両脚をストレッチャーの横に垂らして腰掛けている若い男性患者に話しかけていた。その状況をほんの数秒で観察したが、二人は理性に従って楽しくコミュニケーションをとっているように見えた。私の頼みを予想して、彼女は私が言葉を発する前に言った。「任意入院の署名をするわよ。一日か二日ちょっと入院が必要だわ。面倒は起こしたくないわ」ネイディーンは元の平穏な状態に戻ったかのようだった。

二日後、私はネイディーンを受け入れた入院病棟の担当精神科医に電話した。婦人科が診察のために呼ばれて骨盤検査を行い、緊急救命室のトイレのゴミ入れから出したらしいゴミを彼女の膣から取り除いていた。

数ヶ月前に緊急救命室にやってきたとき、診察を待っているあいだに、ネイディーンははっきりと女性の担当医に、敵意のある分身によって膣の中に入れられたと彼女が言う物体を取り出してくれと頼んでいた。ネイディーンが漂白剤に浸してあったと言ったその長さ一〇インチの圧迫帯、曲がったストロー、そしてタンポンが取り除かれた。彼女が後に私に語ったところでは、これらの物体を彼女の膣に入れた敵意のある分身は、口からも彼女を「毒殺する」ことを試みていた。「上のここは私が支配しているわ」彼女は口元を指さしながら言った。「下のここ」と生殖器のあたりを示しながら、彼女は自分の支配する力が弱いことをほのめかした。

ネイディーンの「ある男が私にゴミを押し込んだのよ」という主張は、最初私に妄想であると思わせた。父親による身体的、性的虐待を受けたという疑わしい経歴や、その後の解離性同一性障害の動的なモデルを考慮すれば、敵意のある分身（彼女の意識の中で彼女の支配下にない「部分」）が彼女の父親による最初の暴行を再演したのかもしれない。解離したアイデンティティの一式の中で、そこでは父親による心的外傷は一つのパーソナリティの構造に統合されていないが、一つの分身が、押し入るように暴行する親の役割を引き受けたのだろうか？　あるいはそうではなくて、ネイディーンが、自分自身をだまして、自分のこれまでの経験や自分が関わったメンタルヘルス専門の臨床医たちに影響され、解離性同一性障害にかかった誰かの敵意のある分身がするかもしれないと思ったことをしたのだろうか？

解離性同一性障害を信じている多くのメンタルヘルス専門の臨床医たちは、主要なパーソナリティ（この患者の場合は、ネイディーン）は境界性のパーソナリティだと主張する。一人の人と一つのアイデンティティと考えると、ネイディーンは完全に境界性のように思える。確かに、解離性同一性障害の正当性を認めない人たちの中には、解離性同一性障害の患者は実際には激しい境界性にすぎないと主張する者もいる。しかし、明らかに、とても不安定な境界性の患者たちでさえ、ネイディーンも含めて解離性同一性障害と診断された多くの患者たちが示す程度まで、驚くほどさまざまなアイデンティティの回りに結合する感情や行動を示すことはない。もし解離性同一性障害の人が最終的に境界性だと考えられると、その人は非常に異なった種類の境界性であり、おそらく演技性パーソナリティ障害の診断も十分保証できるほど、ひどいヒステリーの特徴を持った人であろう。

ときどき、私たちが一つの精神障害を別の精神障害と区別しようとするあいだ、診断に役立つように考えることが無駄に思われる段階に至ることがある。これは、ある患者の症状をひとそろいの診断基準やほかの基準に適合させるのをやめるときであろうし、したがってある患者がそのような生活を送っているのはなぜかという根本的な質問をもっと直接的で具体的に行なうことができるかもしれない。もし多重人格が患者自身によって意図的に作り出されたと考えるなら、やるべき仕事は、なぜネイディーンが自分の存在をそれほど多くの分裂した存在に分布する必要があると感じたのか、そしてなぜ普通の程度のパーソナリティの完全性が彼女には作用しなかったのかを見つけることであろう。

第5章 アルコール

□で自分の世界を化学的に変える

アルコールやドラッグを濫用する人たちが緊急救命室へやってくると、私たちはその人たちが中毒によって陥ったきわめて深刻な状況にいるのを目にする。禁断症状はその物質を最後に使用してからほんの数時間で起こるが、その苦痛や堕落にしばしば対処しているので、こういった患者たちは、最近楽しんだ「高まった」状態からはほど遠いように見える。現実の世界で気持ちがよくなるのは気が進まないので、物質濫用者たちは、自分の脳内の化学的物質を直接変化させることによって、自分たちの世界を偽って変える。実際には、原因と結果の道具主義的世界に生きている人たちがより和らげられた満足の状態を達成するためにしなければならないことを避けて通ることによって変えるのである。この化学的に誘発された自己欺瞞は、物質濫用者たちが不安で落胆した気持ちを実のところ「自己治療している」のだと主張するときに、メンタルヘルス専門の臨床医たちが指摘するものである。

このような家庭状況の人が、どうしてケイトのように大量にアルコールを飲んで鬱病になるのかを理解することは困難ではない。ケイトの基本的なニーズで、満たされていないものはほとんどない。飲酒によって、彼女が問題や葛藤に対処することはほとんど不可能になった。毎日、彼女は化学的に自分の経験を変えたので、一時的にそれほど不愉快で脅かすように感じなかった。しかし毎日、彼女が否定するけれども、彼女が避けようとしている状況はさらに不愉快で脅かすものになっていった。

たった三年あまりの期間に、ケイトは緊急救命室にほぼ八十回やってきた。いつもそうであるが、彼女は自宅から九一一に電話し、アルコールを飲み過ぎて自殺したいと言った。到着時の彼女の血中アルコール濃度（ＢＡＬ）はたいていの場合、一デシリットルあたり二〇〇から四五〇ミリグラムのあいだだった。医療記録部にある彼女の訪問を記録しているカルテは、棚の上六インチ［約一五センチ］の厚さだった。一週間のうちに、私たちは彼女の姿を三回見た。

ケイトは血中アルコール濃度が一デシリットルあたり八〇ミリグラムかそれ以下まで下がるのを待ちながら、かつては治療室を占有していたにちがいないので、面接を受けることができたのだろう。やってきたときはほとんど、彼女は最後には自殺するという脅しを取り下げて帰宅することに同意した。状況が彼女にとって特に悪くて帰宅できそうにない場合は、自分を傷つけるという脅迫が頭から離れないので、彼女は精神科入院病棟へ入れられた。

ケイトは四十六歳で、十五年間毎日ウォッカ五分の一ガロン［約〇・七六リットル］の瓶一本を飲み干していた。その期間、彼女がしらふになるのは、ほんの数ヶ月だけのこともあれば何ヶ月間もずっと続くということもあった。彼女は外来解毒プログラムに通っていたが、短期間しか続かなかった。彼女は、入院治療は拒否した。彼女はアルコール依存症者更正会に入り、会合に行き、協力者も何人かできた。このプログラムを大いに賞賛しながらも、彼女は相変わらず気持ちが離れていった。ケイトは街で売っているストリートドラッグの使用は否定した。彼女は、たばこは吸わなかった。彼女の父親もアルコール依存症だった。

しばらくのあいだ、ケイトは地域メンタルヘルスセンターで継続管理を受けていた。後に、彼女は部分入院プログラムに登録した。彼女はある程度までは従順だったが、結局はまた飲酒をはじめて治療をやめた。彼女はアンタビュース〔抗酒薬〕とレヴィア〔アヘン受容体拮抗薬〕を服用してみたが、最後にはどちらも服用しながら飲酒した。

ケイトの緊急救命室での説明はいつもぞっとするほど似ていた。パラメディック〔救急救命士〕たちが彼女の家に到着すると、彼女は自殺したいとよく言ったものだったが、はっきりした計画は言わなかった。唯一彼女が自分自身を傷つけようとしたと記録に残っているのは、一九九四年にパキシルとプロカーディア〔カルシウム拮抗薬〕を大量に過剰摂取したときのことである。彼女は別の病院へ搬送され、集中治療室へ入れられた。アルコールに依存している多くの人たちと異なり、ケイトは緊急救命室の中では、普通は礼儀正しくて協力的だった。頻繁にやってくることに対して謝ろうとすることさえあり、私たちに迷惑をかけたことを後悔した。

六人の子どもの母親であるケイトは、十九歳の娘と二十五歳の息子と暮らしていたが、二人とも統合失調症の診断を受けていた。息子のほうは、処方された薬を飲み続けておらず、しばしば興奮することがあった。自宅での彼の手に負えない行動は、ケイトの本質的に絶え間ない気分変調の一因となった。彼女は二年前に離婚しており、前夫とは良好な関係ではなかった。二人はかつていっしょに樹木伐採の仕事をしていた。現在ケイトは、無職で財政上の問題を抱えていた。

緊急救命室で、ケイトはよく「私には生き甲斐がない」と言ってから、面接をはじめたものだった。私には、彼女が九一一に電話するのは、寂しく、孤立し、途方に暮れていたからに思えた。その緊急救命室はなじみの場所で、そこでなら当面のニーズのいくつかは満たされると確信できた。一度ならず、彼女は夕食をごちそうになりながら、きちんと食事するお金がないと私に話した。でもどういうわけか、彼女は体重を維持していた。

鬱病は、ケイトの説明における重要な特徴である。彼女の気分は暗く、睡眠は妨げられるため安らかでなく、食欲も落ちていた。彼女には家をきれいにしておくエネルギーが欠けていた。彼女は統合失調症の息子に対処することができなかった。何に対しても興味がわかず、楽しみもなかった。彼女には、どのようにして自分の状況を改善するかがわからなかった。しかしながら、面接が終わるまでには、緊急救命室へやってくるための手段であった自殺をするという脅しを、彼女は取り消すことが多かった。

このような家庭状況の人が、どうしてケイトのように大量にアルコールを飲んで鬱病になるのかを理解することは困難ではない。ケイトの基本的なニーズで、満たされていないものはほとんどない。飲酒によって、彼女が問題や葛藤に対処することはほとんど不可能になった。毎日、彼女は化学的に自分の経験を変えたので、一時的にそれほど不愉快で脅かすように感じなかった。しかし毎日、彼女が否定するけれども、彼女が避けようとしている状況はさらに不愉快で脅かすものになっていった。道具主義的で信頼できる（化学的に「和らげられた」ものでない）方法で世の中や他人に対処することをさせないことに加えて、アルコールはほとんど間違いなく、彼女の気落ちした気分の直接的（生物学的）一因となっていた。ケイトの診断には、アルコール依存に加えて、アルコール誘発性気分障害も含まれていた。

ウォッカを十五年間大量に消費していたあとで、ケイトの身体にダメージの症状が見られなかったのは注目すべきである。彼女は四十六歳以上に見えたし高血圧を抱えていたが、肝硬変やアルコール性肝炎の証拠はなかった。彼女の肝機能検査の結果は、総ビリルビン値がやや高いことを除いては、正常範囲以内だった。

緊急救命室内で、ケイトは、アルコール禁断症状の深刻な合併症である譫妄状態や大発作を起こしたことは一度もなかった。たまに震えて汗が出ると、彼女はリブリウム［不安緩解薬］、アティヴァン、あるいはカタプレス［抗高血圧症薬］を投与された。それぞれ入院したときには、パキシルとプロザック［抗鬱薬］が鬱病に対して、ビュースパー［不安緩解薬］が不安に対して処方された。これらの薬はどれもあまり効果がなかった。過度にアルコールを摂取する人たちによく見られる栄養不足の埋め合わせをするために、彼女にはチアミンや葉酸も与えられた。

緊急救命室にやってくる純粋なアルコール依存症患者の数は、比較的少ない。数多くのドラッグ濫用者や双極性障害とか統合失調症の患者は、血中アルコール濃度が高い状態でやってくる。もしケイトがこの点で典型的でないなら、彼女は別の点で典型的である。アルコールや他のドラッグを濫用している人たちがその物質の使用を中止するまで、その人たちの「心理学的」部分を構成している問題、葛藤、防衛は、治療においてうまく取り組まれることはできない。ケイトが外来治療プログラムとかアルコール依存症者更正会から助けを得ることができなかったのは、彼女がアルコールに継続的に没頭していたことに原因の大部分がある。時間が経過するにつれて、彼女は離婚や社会的孤立や統合失調症の息子のことをあきらめて受け入れることがあまりできなくなってきた。彼女はさらに絶望的になり、飲酒量が増え、九一一に電話をかけ続け、そのあいだ中ずっと、自分自身に対する嫌悪感を強め、自分と他人との関係をさらに悪化させた。

ケイトは、よく知られているメンタルヘルスの「堂々巡り」を経て、無駄な努力をした。私たちのところの緊急救命室を三年と数ヶ月間「堂々巡り」したあと、州立精神科病院へ長期間送られ、私がこの原稿を書いている段階では、現在もそこで生活している。

第6章　ドラッグ　鼻と静脈で自分の世界を化学的に変える

一八五八年というはるか以前に書いているが、フランスの詩人ボードレールは、ドラッグを使用している人たちの本物でない状態のことを「人工楽園」と呼んだ。この変形を行う場合に固有の嘘の影響が、化学的に誘発された「楽園」のために避けられている道具主義的世界において物質濫用者たちがする他のことすべてに残るのは驚くべきことではない。この本質的な嘘の衝撃は、ドラッグ中毒者たちが緊急救命室にやってくるときにしばしば見られる。

緊急救命室にやってくる中毒者の多くは、この時点では自分たちの習慣を続けることは難しすぎると感じているだけだ。根本的には、彼らは私たちに、中毒を続けるのに必要な資源を蓄えることができるまで、数日間の精神科病棟への入院を手伝ってもらうことを頼む。

「私たちは、彼らよりも数段階高い教育を受けている。どのようにしてこんなごまかしをうまくやってのけることができると、彼らは考えるんだろうか？」抑えることが難しい疑念と憤激を示しながら、緊急救命室の担当医は、私にこの質問をした。彼は、麻薬性鎮痛薬でしか和らげることができない左脇腹痛のエピソード〔再発性疾患の症状の発現〕を感じているところだと主張する二十代半ばの男性を退院させているところだった。

静脈性腎盂造影図（ＩＶＰ）、つまり腎結石ができる腎盂と尿管のＸ線写真は陰性で、石がないことを示すよい徴候だった。しかし、尿標本にはわずかに血液が見られ、それは腎結石があるということを示すものだった。担当医は、この患者は以前にも同じことを言って何度か緊急救命室にやってきたことがあったことから、不審に思っていた。彼は毎回、静脈性腎盂造影図が陰性で、潜血を調べる尿検査は陽性だった。その若者は、ひどい痛みがあると主張するにもかかわらず、何度も紹介する泌尿器科クリニックへは行かなかった。

その担当医は今や、この患者が尿標本を出すときにはいつも自分の指をピンで刺していたということを確信していた。その標本に加えられた一滴の血液が潜血検査を陽性にするのに十分であり、それはドラッグを求めて緊急救命室へやってくる者がかつてよくやっていた方法だと、彼は私を納得させた。

この臨床での作り話は、毎日緊急救命室で不法な（「規制された」に対する）物質に依存している人たちが語る話に似通っている。実在しない症状を取り除くための処方薬を求める代わりに、不法な物質あるいは物質の組み合わせに依存している患者は、自殺したいと言って精神科病棟のベッドを要求する。

どうしてなのだろうか？　それは、ドラッグ中毒者（物質依存患者を指すあまり好意的でない言い方）たちが、自分たちの習慣を維持するための問題が多くてしばしば危険なドラッグ文化における苦しい状況に陥るからである。そのドラッグ文化の中で自分たちの問題を解決するための交渉ができなくなると、中毒者たちはより安全な世界へ入ろうとするかもしれないが、そこで一時的に保護され食事を与えられる。一つの避難所が精神科病棟である。ベッドを手に入れるために、諺に「三度の温かい食事とベッド」とあるが、中毒者は自殺したいと言い張って、緊急救命室へやってくるのである。

中毒者たちは危機的状態でやってくるが、自分たちが主張するような種類の危機であることはめったにない。破産していたり、家がなかったり、空腹であったり、不潔だったりかもしれない。友人もいなければ、社会支援システムもないかもしれない。多くの場合、母親か父親、姉か兄、大切な人、あるいはドラッグ治療カウンセラーが、その人たちにアパート、家、あるいは治療プログラムから去ってほしいと言っていた。このようにその後ろ盾となる人たち（あるいは場合によっては援助者）の愛情や家からの立ち退きの理由には、立ち直ったあと再び麻薬を使う、金銭や所有物（典型的なのはテレビ、ビデオカセットレコーダー、ステレオ、宝石類）を盗む、家族を崩壊させる、そして暴力的行為が含まれている。

何度も、真夜中に、私が中毒者の親戚か配偶者に電話すると、あきらめと絶望が混ざり合ったとわかる声の調子で、私が評価している緊急救命室の患者がこれらの行為の一つのために家を出るように言われたところだということを教えられるだけだった。私は、電話の向こう側にいる人に、もしその患者がドラッグ治療施設に入ることに同意するならその患者を連れ戻すことを考えるかどうかを尋ねる。多くの場合、めったに聞いたことのないような強い調子で、ノーの返事がある。ロバート・フロスト〔米国の詩人〕は「家とは、あなたがそこに行かなければならないときに迎え入れてくれる場所である」と書いた。しかし、ロバート・フロストはたぶんドラッグ中毒者たちのことは知らなかっただろう。

これらの父親と母親たち、姉と兄たち、配偶者と大切な人たちは、これまでたびたび裏切られてきた。その人たちはもうこれ以上、自殺すると脅迫する緊急救命室の中にいるその中毒者に何があろうと気にしていない。このことは私を驚かせない。私を驚かすのは、電話の向こう側にいる人が、真夜中に、命を絶ちたいと今嘘をついている中毒者によって何度も裏切られてきたのに、その人にさらにもう一度裏切られる可能性に実際に向かい合おうとすることである。

中毒者たちが頻繁に自分自身を傷つけると脅迫しながら緊急救命室へやってくるのは、ドラッグ文化の仲間が自分たちを傷つけると脅迫しているからである。この脅迫は、自分を傷つけるという脅迫とは異なり、本物であることが多い。ドラッグの取引で金銭の支払いがなかったとか、ドラッグの引き渡しが街の基準にかなっていなかったとか、あるいはドラッグ文化の取引におけるその他の不調は、本気の傷害や殺人の理由となることが多い。「街のある人物に、借りがあるんだ」これは、私がつぶしたばかりの意図的な自己破壊の話をする中毒者たちから、何度も聞いたことのある言葉である。

あるヘロイン中毒者が、切れ味の悪いかみそりの刃で両手首に浅い切り傷をつけて緊急救命室へやってきた。彼は親しい友人が最近街角で射殺されたため、自殺したいと主張した。この友人はドラッグの売人をしており、その患者は彼の死が最近行なわれたドラッグの取引をめぐる争いに関係があることを認めた。私は、その患者の母親に電話をして、息子のドラッグの問題と自殺の可能性についての彼女の見方を把握した。私は、今回の殺人について彼女が知っているかどうかを尋ねた。「息子の友人の多くが殺されたわ」彼女は午前六時半に電話で起こされた朦朧とした状態から抜け出し、理解しあきらめたような感じで言った。明らかに、彼女はその知らせを聞いても平気だった。

緊急救命室にやってくる中毒者の多くは、この時点では自分たちの習慣を続けることは難しすぎると感じているだけだ。根本的には、彼らは私たちに、中毒を続けるのに必要な資源を蓄えることができるまで、数日間の精神科病棟への入院を手伝ってもらうことを頼む。文無しの者もいれば、「禁断症状で苦しんでいる」者もいる。ヘロイン中毒者たちは、禁断症状を「和らげる」もの、普通はカタプレスとかビュープレネックス〔鎮痛薬〕を求める。コカイン依存患者たちは、鬱病に効くものを欲しがるが、その鬱病は、彼らの中でもっとも正直な者が認めるだろうが、コカインによる興奮状態の下降部分である。街では、この種の気分の変化に対処できる三環系抗鬱薬の需要が高い。

特に忘れられない次のコカインやヘロイン中毒者の話は、異議を唱えられる中でうまく語られ主張されているが、どのようにして詐病者の話によってその人がドラッグ中毒という苦境を数日間逃れられるかを示している。「この三日間自殺したいと考えていた」と言って、この二十六歳の男性はベッドを得るための口火を切った。彼は一年前にヒト免疫不全ウイルス（ＨＩＶ）に感染していると診断されていたが、その診断を受けたクリニックでの継続管理を受けていなかった。彼は、この三日間頭の中で聞こえる「ブツブツいう音」が原因で自殺したいのだと述べた（彼にはこれらの音の中にはっきりとした単語は聞こえなかった)。「自殺したい気がする」彼は言った。どうやって？　と私は尋ねた。「どんな方法でもいい。そんなことは問題じゃない」というのが彼の答えだった。後に、彼はもし緊急救命室を出たら、通りで車の直前に歩いて出るつもりだと付け加えた。これはいわゆる要求を吊り上げるというやり方だ。つまり、ある脅しで望みどおりの結果が得られそうにないなら、さらに強い脅しをかけろということである。

その患者の情動には、本質的に起伏がなかった。気分はどんな感じかと尋ねられると、「絶望的」と答えるが、それがなぜ緊急救命室へやってきたのかという問いかけに対する最大の手がかりだった。彼は睡眠時間と食欲の減少も伝えた。これはクラックコカインを使用していることに関係があると思うかと尋ねられると、そう思うと彼は言った。私は、自殺したいと主張する中毒者たちには、夜を過ごす場所があるかどうか、言い換えればその人たちがホームレスかどうか、を尋ねることにしている。この患者は、自分は長期間母親と暮らしていると述べ、私の質問に対しては、イエス、つまり母親の家でこの二日間は夜を過ごしたと言った。私はその母親に電話をして、この点を確かめた。彼女はこの四ヶ月間は息子に会っていなかった。彼は路上生活をしていて、「ハイになっていた」と彼女は言った。彼女の知る限りでは、彼は自分自身を本気で傷つけようとしたことは一度もなかった。

精神科病棟のベッドを遠回しに求めているように見える中毒者たちについては、私は必ず以前に緊急救命室にやってきたときのカルテをチェックする。この患者の古い記録をぱらぱらめくっていると、六ヶ月前の日付で私がサインしている報告を見つけた。そのときの彼の話は現在のものに類似していたが、自殺するという脅しはあまり明確ではなかった。彼は地域メンタルヘルスセンターを紹介されて退院していたが、そこへは行っていないと彼は話した。カルテにある別の記録は、十ヶ月前にここの精神科病棟に入院したときのものだった。その患者はタイレノール二十五錠を服用したと言い張って緊急救命室に来ていたが、血液毒素分析では彼の主張に根拠を与える結果は出なかった。

退院手続きに必要な署名をさせないくらい担当医を怖がらせたのは、緊急救命室前の通りで車の直前に歩いて出るというその患者のはっきりとした脅しだったのかもしれない。担当医と私は二人で、自殺するという脅しをしないよう落ち着かせるために話しかけたが、彼は聞き入れようとはしなかった。彼は精神科病棟へ入院させられた。

入院のための書類作成をしながら、私はこの章の最初にあった緊急救命室担当医の言葉を思い出していた。「私たちは、彼らよりも数段階高い教育を受けている。どのようにしてこんなごまかしをうまくやってのけることができると、彼らは考えるんだろうか？」たぶん、医師に自分の医師免許が患者の死とともに消滅するかもしれないと思わせるほど恐ろしい話をすることによってだろう。

病院のベッドを断られたら自殺をすると脅す中毒者の多くについて、その患者が実際にその脅し通りにする可能性は、特にその患者が以前にこの策略を何度もやったことを示す病院の記録があるときには、ゼロであろうということで、その担当医と私は率直に意見が一致している。しかし、患者が正常なことを話し、異議を唱えられてもそれを引っ込めないなら、その患者は入院させられるかもしれない。たとえ、私たちが自分たち自身を守るのと同時に、不法な物質を使用して法を破り、それらを購入する金銭を得るためにもおそらく法を破った人たちが仮病を使うことの手助けを自分たちはしているということを理解していても。

自分自身または他の人たちを傷つける意図があると嘘をつく人たちすべてが入院させられるわけではない。私たち、つまり緊急救命室担当医と私はこれまで、私たちを脅した多くの中毒者たちの手の内を見すかして化けの皮をはがしてきた。彼らをドアから外へ出して、自分自身に対してやってきたことの結果に向かい合わせた。私たちがここでそれとなく示したメッセージとは、人生に正直に向き合いなさいということである。まさしく、中毒者たちがドラッグを使うことによって避けようとしているものに対して向き合いなさいということである。このようにして対処した多くの症例のうち、自殺という結果が報告されて戻ってきたものはない。この点で私たちは、入院治療することがためになると私たちが思った患者たち、そうはならないが私たちをなんとかして巧みに扱った患者たち、そして嘘があまりにもあからさまなため額面通りに受け取る必要がなかった患者たちを暗黙のうちに区別してきた。

私は、ベッドが欲しくてたまらない患者たちの、要求を吊り上げて入院させてもらえると思うことなら何でも言おうとする試みがわかるようになった。次の質問が、自分自身を傷つけるという主張の誠実さを調べるための厳密な検査として適していることがわかった。「あなたは、入院させてもらえないなら、自分自身を傷つけると言っているのですか？」患者がすぐ断定的に「そう、その通り」と、私を窮地に追い込んだと考えていることをうかがわせる調子で答える場合には、私は「しかし、あなた自身を傷つけるという本気の約束というよりも脅しのように聞こえますよ」と答える。この時点で、要求はさらに吊り上げられるかもしれない。私が評価してきたドラッグ中毒者たちのうち、もっとも忘れられない究極の脅しは、「自分がやるべきことはわかっている」と「もうこれ以上ここにいたくない」だった。

臨床医たちはこの段階では、この種の患者にかつて関わった経験に応じて、また患者の話が暗に示している意味をどれくらい正確に読みとることができるか、そしてそのような症例が示す曖昧さに対するその臨床医の満足度などを含むたくさんの要因に応じて、脅迫に対して異なる対応をする。臨床医の多くは次のルールに従うことを好む。つまり、もし間違うとしても、用心しすぎなさい「患者にだまされることがあるかもしれないが、本当に自殺を望んでいる患者を見逃すよりはいい」ということである。自殺したいと主張する患者たちが本当に危険だと私が感じるのは、その患者たちが緊急救命室で感じる絶望を乗り越えることができる見込みがほとんどあるいはまったくないという気持ちを私に伝えるときである。

ドラッグ中毒者について次にあげる二番目の話は、やや異なる種類の巧妙な操作を示している。その患者は四十三歳の男性で、警察による緊急要請で緊急救命室へやってきた。警察が連絡を受けたのは、彼が継続管理を受けていた地域メンタルヘルスセンターで、担当のセラピストに誰か他の人を傷つけようと考えていると告げたあとだった。彼が私に向かって最初に言ったことは、「俺は他の人間、ドラッグの売人四人を殺したい。やつらは俺にかなりひどいヤクを売りつけたんだ。それじゃあハイにならないんだ」だった。

彼はこの「ひどいヤク」五百ドル相当を買い、自分で少し使い、残りは八人の中毒者たちに売っていた。彼は、最初は否定したが、繰り返し尋ねると、この売りつけられた中毒者たちが彼に腹を立てていることを認めた。彼は、そのうちの一人が現在彼の命を脅かしていると感じていた。その患者は、彼にそのいんちきのドラッグを売りつけた人間を家にある銃で殺そうと思っていたが、その代わりに自分の立場を「釈明する」ために地域メンタルヘルスセンターに行ったのだと言った。

「精神科病棟に入らなくてはならない」彼は私に言った。「俺は自分にとっても他人にとっても危険なんだ」自分自身と他人を傷つける具体的な計画について尋ねられると、彼は「カミソリの刃を呑み込み」、そして「自分から金をだまし取った売人を撃ち殺す」つもりだと答えた。私は、なぜ売人に復讐する前にカミソリを呑み込む必要性を感じているのか彼に尋ねる機会を逃したことを悔やんでいる。彼は私に、「ドラッグ中毒者の脚を撃って」有罪判決を受けたあと、ちょうど一年以上前に刑務所を出たと話した。私がその刑務所に電話すると、彼がその犯罪でそこに服役していたことを証明してくれた。

その患者は、コカインとヘロインを混ぜて静脈から注射で入れること（「スピードボーリング」）を十五年間やっていたことを認めたが、彼が獄中にいた期間も含まれていた。彼は現在、一日に十ドル相当のコカインを詰めた袋を三つと十ドル相当のヘロインを詰めた袋四つを使っている。彼はその前の日は両方の麻薬を使っていた。彼はまた、マリファナを毎日、ＬＳＤをときどき使い、現在はジャック・ダニエルズの五分の一ガロン入りの瓶を毎日一本飲んでいた。血液毒素分析の結果、コカインとヘロインが陽性だったが、アルコールは陰性だった。

その患者は、刑務所でハルドール〔抗精神病薬〕を投与されていたが、彼が言うには、「人の声が聞こえていたから」であった。彼はこの薬をしばらくのあいだ服用していなかった。面接のあいだ、彼はドラッグを使うと声が聞こえると言っていた。最後に聞こえたのは四時間前で、彼の父親の声で「地

JCLS 88002-166

獄へ来い」だった。

物質濫用者たちは、声が聞こえると主張することが多い。彼らは、精神疾患の診断（普通は、統合失調症、統合失調感情障害、あるいは双極性障害）を得るためにこの行動をとるが、それは障害補償金を受けたり、ドラッグ中毒者としての生活があまりにも困難になった場合に精神科病棟へ入院させられたりする可能性が高まるからである。彼らは、メンタルヘルスの専門職者たちが、ただ物質濫用をしている人たちよりもこういった障害の診断を受けた患者たちに対してより同情することをよく知っている。

明らかに金がかかるドラッグやアルコールにふけることに使う金をどこで手に入れたのかと尋ねられると、その患者は、「強奪したり盗んだりする」のだと答えた。最後に強盗を働いたのは二日前だと、彼は恥ずかしげもなく私に言った。彼は四十ドル手に入れた。被害者に怪我をさせたのかと、私は尋ねた。「やつの顔をひっぱたいてやった」彼は答えた。その患者は、精神科病棟に自ら進んで入院した。

この症例についての報告で、私は「その患者の面接中の協力と冷静な態度は、彼の暴力という脅しを覆い隠している」と述べて締めくくっている。この日まで、この中毒者は、（彼に「ひどいヤク」を売りつけた売人を射殺する前に）カミソリの刃を呑み込むと脅して、彼がだました別の中毒者による復讐から自分を守るために、うっかりして自分をこのごまかしに引き込むことによって、話をでっち上げたのだと、私は考えている。この症例と先の症例の両方において、患者を入院させることは、用心をあまりにもしすぎることになった（この症例は私の緊急救命室の経歴における初期のものであった)。

緊急救命室にやってくるすべての中毒者たちが、精神科病棟のベッドが手に入らなかったからといって自殺すると脅すわけではない。自分のドラッグ依存癖が自分と他人にもたらしたことに、本当にぞっとしている者もいる。私が緊急救命室で面接してきた何百人もの中毒者たちの中でも、ある三十歳の女性が、自分の中毒に本気で向き合うのに必要な強い願望や資質を備えていると私が考えている数少ない人たちに比べても卓越している。

「私には助けが必要よ。ドラッグをまた使いはじめてしまったのよ」これが、どうして緊急救命室にやってきたのかをニルダに尋ねたあとの最初の言葉である。彼女の二人の姉は、彼女がクラックコカインとヘロイン中毒に逆戻りしたことを打ち明けたあと、彼女を連れてきた。七年前にニルダがこれらのドラッグをやりはじめた直後、彼女はかかりつけの医師がコカインによると考えたひどい発作を起こした。彼女には、長期間に及ぶ厳しい身体的心理的リハビリテーションが必要だった。ニルダは、歩いたり、話したり、日常生活の機能の多くを果たしたりすることをもう一度学ばなければならなかった。話し方には障害の形跡はまったくなかったが、彼女は、まだ杖を使っており、右手の力は弱かった。

リハビリテーション施設を退所したあと、ニルダは麻薬依存症者更生会へ行き、約五年間はドラッグを控えていた。しかし緊急救命室に来る一年半前に、彼女の言葉によると自分ではどうしようもない精神的プレッシャーに直面して、クラックコカインとヘロインを定期的に、マリファナをときどき、また使いはじめた。ニルダはこの再発のことを、家族には隠すことができた。しかし、アパートへ引っ越して一人暮らしをするといった重圧が最近高まってきたことで、家族を裏切っていることにとても罪の意識を感じるところまで、ニルダのドラッグ使用の機会は増えた。家族は彼女の回復を支えてきて、彼女の中毒は抑制されていると確信していた。

ニルダは、ほとんどの日はコカインに十ドルから百ドル使い、それを吸入した（彼女は六週間か七週間、ヘロインは使用していなかった）。彼女はまた、一日おきにマリファナたばこも吸っていた。血液毒素分析で、コカインとマリファナは陽性だった。

ニルダの悲しそうな外見は、彼女の内的経験についての説明と一致していた。彼女はゆっくりと抑揚のない低い声で話した。この二ヶ月間、彼女にとってよいことは何もないようだった。そのあいだ、彼女の睡眠時間は、いつもは八時間だったのが三時間から五時間まで短くなっていた。ニルダはいつもより食欲が落ちていた。死んだほうがましだという考えが（そのとき彼女はそういった問題を抱えていなかっただろうが）頭に浮かんだ。しかし、彼女には今自分自身を傷つける計画もなかったし、過去にも実際に実行したことはなかった。絶えず罪悪感がつきまとっていた。ニルダはドラッグを大量に使う人たちの多くと同じようにふさぎ込んでいた。この抑鬱状態は、ストレスが多く悲観的な生活や、中毒性物質が脳へ直接生理学的に作用することから生じる。

ニルダには深刻な中毒にもう一度取り組むため次の段階へ進む気持ちがあると確信したので、私は次の段階がどうあるべきだと思っているかを尋ねた。「自宅に戻ったら、またドラッグを使うのではないかということが心配だわ」私は彼女の姉たちに、助けになってくれるかどうか尋ねた。一人の姉は、アパートに二人の子どもたちと住んでいたが、リハビリテーションプログラムが見つかるまでのあいだ、家で面倒を見るとすぐに自ら進んで申し出てくれた。緊急救命室へやってきた中毒者で、ドラッグ治療施設へ直接行くことができる人はほとんどいない。精神障害の診断を受けた人たちは、その悪化がとても急激だと判断されると、精神科入院病棟へ直接移ることがあるからである。ほとんどの保険プランは、患者が患者自身や他人にとってただちに危険であると考えられるか、急性禁断症状や生命が危ない合併症といった「医療上の必要性」の要件に合わなければ、入院によるドラッグ治療を許可しない。

ニルダは発作の残留効果のためメディケア［六十五歳以上の高齢者や六十五歳未満の身体・心身障害者などに適用される米国の医療保険制度］で保護されていた。これによって、彼女は無保険で緊急救命室へやってくる多くの中毒者よりも、治療プログラムを見つけられる可能性は高くなる。しかし、施設に収容可能な数以上の中毒者たちが治療を求めてやってくるため、その施設のうちの一つに彼女が入るのにどれくらい時間がかかるかはわからない。

この三人姉妹を見ていて、私はニルダが最終的に回復することを期待する気持ちになっていたが、それは中毒者たちのために退院書類に必要事項を記入するときにはめったに感じないものであった。中毒者たちのほとんどは、再発についての統計が正確であれば、もっとも早い機会に再びドラッグに手を出す。私の期待は、ニルダが以前に五年間中毒を抑制しており、現在は家族を裏切るということにとても罪悪感を抱き、これから精神的プレッシャーに直面する場合にその家族の支えがあるという事実に基づいていた。

ニルダに対して私が楽観的であることで、自殺すると脅しながら緊急救命室へやってきた二人のドラッグ中毒者たちが、ほぼ間違いなく自分自身を傷つける意図も自分の中毒に挑戦する意図もなく、入院ベッドへ直接移ったという皮肉な結果を目立たなくさせることはなかった。そして、この皮肉な結果は、コカイン使用後の発作によって障害が残った人が、その後五年間麻薬から立ち直っていたが、またそのドラッグに手を出したという矛盾を隠すものではない。

第7章　双極性鬱病　あまりにも憂鬱な世界

ローマ神話の双面神ヤヌスは、二つの顔を持ち、前後両方を見ることができるが、双極性障害の人は、異なったときに（鬱病の顔で）下を向いたり、（躁病の顔で）上を向いたりできる大げさな情緒性を備えて世界を見ている。双極性の患者たちの多くは、症状がうまくコントロールされたり、あるいはまったく症状がなかったりという期間が長い。ストレスが原因で再発を招くことが多い。患者は安定期のあとは、症状がないのは薬のおかげだと信じないで、「治った」と思ってその薬を服用するのをやめるかもしれない（が、本当の双極性の診断を受けた人の場合は、ほとんどすべて誤っている）。あるいは、薬の副作用がとても厄介になったため、過去に薬をやめたことが再発につながったことがあったとしても、その患者はこの不快感を取り除くことにもっぱら集中するかもしれない。

双極性の患者は、以前は躁鬱病患者と呼ばれていたが、自分ではどうしようもないほど落ち込んだ気分かあるいは高揚した気分のどちらか両極端の状態で、頻繁に緊急救命室へやってくる。最悪の場合は人生から逃避してしまい、鬱病は絶望的な麻痺状態を引き起こすかもしれない。こういった患者は、しばしば自殺の危険性が高い。

「ママとパパを傷つけてしまいごめんね。そろそろ終わりにしなければ。僕の不幸を。今までたくさんの人を傷つけたけど、パムに怪我をさせたのが決定的だった。ママとパパを傷つけ、二人の人と三匹の動物が、僕のせいで死んだ（ジェフの母親がその動物のうちの一匹に何が起こったのかを話してくれたが、思い出すことができない）。この苦しみを終える以外に道はない。ママとパパを愛していること、そして申し訳ないと思っていることをどうか知っておいて。こうするしかほかに方法がないこと、そして僕のやったことにもかかわらず愛していたと、パムに伝えて」

午後四時ごろ、ジェフは元恋人のパムが部屋を所有している家の私道に車をとめた。彼はその日早くに買ったプラスチック製の管を車の排気管に挿入してひもで固定した。彼は管のもう一方の端を、車のドアフレームと窓の上端のあいだに開いた隙間へ通してから、管がフレームに当たって止まるように窓ガラスを上げた。彼はエンジンをかけた。二十分後、隣人が起こっていることを見て、手を振って通り過ぎるドライバーを止めた。ドライバーは快くジェフを緊急救命室まで運んだ。

「自殺しようとしたんだ」二十六歳のジェフは、面接がはじまると言った。しかし、彼は緊急救命室内では一酸化炭素中毒の徴候は示していなかった。彼の酸素ヘモグロビンは百パーセントで、彼がこの死のガスをほとんどあるいはまったく吸い込んでいないことを示していた。一酸化炭素は少量であっても、筋肉の協調運動に関わる問題だけでなく、混乱や記憶喪失を引き起こす。ジェフにはこのような障害がなかった。彼には、自分が誰なのか、どこにいるのか、日付、季節がわかっていた。彼はすべての質問に、すばやくきびきびと答えた。記憶障害の徴候はなかった。

気分を尋ねられると、ジェフは「ひどく気が滅入っていて不安だ」と言った。恋人のパムはかなり年上（三十九歳）で、彼女との難しい関係は、彼女の強い希望で三ヶ月前に終わっていた。彼はそれ以後ずっとふさぎ込んでおり、ここ二週間でさらにひどくなった。ジェフは我を忘れ、パムを失ったことが原因で放心状態だったため、何事にも注意を払うことができないようだった。睡眠時間は一晩に二、三時間まで減り、食欲は落ちていた。彼は死んだほうがましだと思っており、命を絶つ計画を思いついて実行したのだった。

ジェフは五歳の頃、「学校での暴力的激怒」と彼が表現する出来事があったあと、はじめて精神科の助けを借りた。この脱抑制された行動は内面的葛藤の表現であったように思われ、他人に対する危害はもたらさなかった。彼はそれ以後断続的に追加のカウンセリングや治療を受けたが、精神科病院に入院させられることは一度もなかった。

一九九一年、ジェフはある有名大学を卒業したが、その大学では英語とスペイン語を専攻していた。彼は緊急救命室にやってくる三ヶ月前までその大学で遠距離電気通信分析者として働いていたが、現在は無職だった。彼は結婚したことはなく、子どももいなかった。ジェフは両耳に神経損傷を負って生まれたため、補聴器をつけていた。前立腺炎の病歴があったが、それ以外は健康だった。もっとも際だった特徴は、かなり低い身長のわりに、やや大きすぎる頭だった。

「俺は、つき合う女性たちには夢中になる」彼は私に言った。「彼女たちがいないと、引きこもってしまうんだ」事態をさらに複雑にすることには、彼はパムのことを「俺にとって唯一の人」と考えていた。彼はその喪失にどのように対処したかを話しながら、「思いめぐらす」、「取り憑く」、そして「執着」という言葉を使った。私はパムに電話して、彼女の見方を尋ねた。彼女は涙ぐみ、明らかに怯えていた。彼女とジェフは三年間のつき合いだった。「彼はいい人だけど、やることがまともじゃないのよ」彼女は言った。彼女は、ジェフが十六歳の少女にアルコールを飲ませ、酔っぱらった彼女を緊急救命室へ運ばなければならなかったときのことを言った。パムは、彼がその他の未成年の少女たちと関わったことについても話した。パムが二人の関係を断ち切ったあとも、ジェフは彼女を追いかけ続け、彼女の職場や彼女が講義を受けている大学に現れた（彼は大学事務局によって正式にキャンパスから閉め出されていた）。パムが電話で最後に言った言葉は、「私をそっとしておいてと彼に伝えてほしい」だった。

約一時間後、パムは彼が彼女に宛てた二通の手紙を持って緊急救命室にやってきた。そのうちの一通に次のように書いてある。「だから、僕はたぶん君のもとを決して離れないし、別れるなんて二人にとってふさわしいことじゃない。君はいつも、僕には同じような趣味を持った同年代の人がふさわしいと言ってたけど（パムは十三歳年上だった）、あいにく僕には君しかいないと思うようになった。僕は君に夢中になって、毎日そのことで苦しんでいた。僕には以前のように君を愛することも君と暮らすこともできないから、僕がやったことに対して怒りや裏切りを感じないでほしい」二通の手紙の調子は、この引用部分に表れているように、ほとんど絶望といってよい控えめな自暴自棄であった。

電話で話しているとき、パムは私に、一九八九年にジェフは夜間にぎやかな通りを車で走行中、車の直前を歩いていた二人の歩行者をはねて死なせてしまったと言った。彼はスピードを出して運転してはいなかった（事故を目撃した人によって証明された事実である）し、飲酒運転でもなかった。警察はその歩行者たちが交通規則を無視して横断したのだろうと考えたので、ジェフに責任はないと判断されて告発されなかった。しかし、それでもやはりジェフは非常に罪の意識を感じた。自ら窒息死しようとする数日前、彼は自分が死なせた二人が埋葬されている墓地を訪れた。パムは彼に同行したが、彼が二人の墓碑に向かって話しかけ許しを請うていたと言った。

ジェフは、事故後五年間は苦しんでいる精神的外傷の治療を受けなかった。彼は私に、現在自分を担当している心理学者が、「最後には取りかかる」つもりだと言って、その事故やその影響について話し合うのを拒否したと言った。一方では、緊急救命室にやってきたジェフの両親によると、彼はこの四年間でさらにふさぎ込んだという。親しかった彼の祖父が一九九〇年に亡くなり、この死が今でも彼を苦しめていた。

ジェフは経済的にも困っていた。彼の母親は、彼は「株式取引所に五万ドルの借金がある」と言ったが、誰に対する借金なのかは明らかにしなかった。ジェフの鬱病はこの二ヶ月でさらにいっそうひどくなり、自殺することを口にしていた。両親に宛てた遺書と思われるものが彼のカルテに貼りつけてあった。それは白いタイプライター用紙に印刷されていた。

ママとパパへ

JCLS 88002-166

ママとパパを傷つけてしまいごめんね。そろそろ終わりにしなければ。僕の不幸を。今までたくさんの人を傷つけたけど，パムに怪我をさせたのが決定的だった。ママとパパを傷つけ，二人の人と三匹の動物が，僕のせいで死んだ（ジェフの母親がその動物のうちの一匹に何が起こったのかを話してくれたが，思い出すことができない）。この苦しみを終える以外に道はない。ママとパパを愛していること，そして申し訳ないと思っていることをどうか知っておいて。こうするしかほかに方法がないこと，そして僕のやったことにもかかわらず愛していたと，パムに伝えて

ジェフ

ジェフの書き置きは，絶望の声明として読むことができる。しかし，絶望しているということは，自殺することで問題が解決するとしても，必ずしも生命を絶つ意図や決意を意味するとは限らない。面接のあいだ，ジェフは早くから消極的な自殺の考えがあったと認めたが，緊急救命室にやってきた日よりも前に自分自身を傷つけるつもりだったことは否定した。自ら窒息死する試みが致命的になる可能性があったけれども，彼は発見されて助かる可能性が高い時間と場所を選んでいた。

ジェフは，長年診てもらった医師たちからは「境界性躁鬱病患者」とみなされ，気分が急激に悲しみから短気へ，上機嫌へ，そしてまた戻ってくるときに「混合性エピソード」が起こると言った。彼は，躁病のときもひどい鬱病のときも，精神病性の症状がこれまで出たことは一度もないと言った。

彼は麻薬やアルコールを濫用したことは一度もなかったので、気分障害の診断でよくあるこの合併症も排除された。ジェフは一九九六年はじめに、完全な双極性障害であると診断された。彼の母親も、父方と母方両方の祖父母〔祖父か祖母かは不明〕と同じように、双極性障害だと診断されていた。ジェフはリチウムの服用をはじめたが、この薬ではよくならなかった。大量に服用すると、吐き気を催して吐いた。服用量が少ないと、反応がなかった。彼はその後、デパコート〔抗痙攣薬〕とクロノピン〔抗痙攣薬、不安緩解薬〕を処方されたが、一度も服用しなかった。

ジェフは私に、躁病エピソードが二週間続いたと言った。最近のエピソードは数週間前に二日間続いた。躁状態になると、ジェフは数日間眠らなくても疲労感はなかった。いろいろな考えが脳裏をよぎった。「躁状態だと一つの考えを維持することができない」彼は性的行為に過度に関心が深くなった。「とても大量の性的エネルギーが放出された」躁状態のとき、彼は自分の能力を過大評価し高慢になった。ジェフは躁病エピソードのあいだは、借金に自分のすべてを注ぎ込んでしまった。「彼には、自分が置かれた（財政的）状況の重大さがわかっていないんです」彼の母親は私に言い、気分が普通のときでさえ、彼の判断はまずいことを暗に示した。彼女は、躁状態のときや混合性エピソードのあいだもときどき、「彼はどんな種類の行動に対しても自責の念がない」と付け加えた。ジェフは五万ドルの借金があることを私に言わなかったが、証券取引所で金を儲けたことが実際にあったことはかなりの誇りを持って話した。彼の母親によると、ジェフは借金があるにもかかわらず、パムの出費を援助していた。

双極性障害にかかっているほとんどの人たちに起こるように、ジェフが躁状態のときに起こる行動上の脱抑制は、遅かれ早かれ次の周期の鬱病の一因となった。世界は、気分の上限における度を超えた行為を、長いあいだ大目には見てくれない。現実は、ここでは目をそむけられても、最終的には向き合わなければならない。自分がまいた種は、自分で刈らなければならないのだ。ジェフは今、長いあいだ自分で掘ってきた穴からどうやって抜け出すか途方に暮れていた。彼の人生は、最悪のときを迎えて手に負えなくなっていた。はじめて、これまでの浮き沈みにもかかわらず、本気で終わらせようと考えた。ジェフは、帰宅することは自分にとって「安全だ」と思わなかった。彼は署名して精神科病棟に入った。

どんな精神疾患の成り行きも、長い年月のあいだには予測することが難しい。しかし、ジェフの家系の病歴や彼の悪化する症状だけでなく、双極性障害の自然発達を考えると、この若い男性はつらく苦しい時期にあったのだと思われる。

第8章　双極性躁病　あまりにも高揚しすぎる世界

躁病エピソードのあいだ、患者たちはまるで自分の人生を制限するものが取れてしまったような感じがしている。彼らはしばしば判断力を失い、行動が手に負えなくなるために面倒なことに巻き込まれる。彼らは、この期間は「偉大な」ように感じるかもしれないが、その気持ちは続かない。治療されていない、偽の、生理学的に誘発された躁病の興奮状態は、必ず鬱病という別のエピソードに取って代わられる。患者たちがある段階以上の躁病になると、彼らは精神病的症状を示して、再発した統合失調症患者のように振る舞うかもしれない。

なぜ入院させられる必要があると私が思うのかを説明すると、ドラの「幸せな」躁病はかなり異なるものに変化した。彼女は興奮し、大声を出し、怒り、そして卑猥になった（ここでの露骨さは面接のはじめ頃に示された性行為に対する過度の関心とは明らかに異なっていた）。彼女の好意は非難へと変化し、今は私が彼女の苦悩の原因となっていた。

緊急救命室で勤務していると、どんな臨床医でも、ある双極性の患者が感情面の補償作用喪失の両極端にいるのを評価する、つまりこの精神障害の両方の「顔」を見るいちばんよい方法をとることはできそうにない。私は再びジェフの面接をすることは頼まれなかったので、彼の躁病的側面を見る機会を永遠に逸した。私は別の患者ドラを選んで、双極性の「興奮している顔」を示すことにした。なぜなら、慢性的な双極性疾患の、病勢が盛んで典型的な躁病の悪化状態で、彼女が緊急救命室へやってきたからだった。

四十一歳のドラは、彼女の父親からの緊急要請で出動した警察によって緊急救命室へ運び込まれた。「ドラは幻覚症状を感じていて、礼儀正しく行動せず、本当でないことを話している。処方された通りに薬を飲まない」ドラは、自分のナーベン［抗精神病薬］、ベナドリル［抗ヒスタミン薬］、デパコートを飲んでいると主張し、どうして緊急救命室に連れてこられるのかわからないようだった。彼女はできる限り努力して、自分の今の状況に対して普通の顔をしていた。しかし、彼女は一生懸命自分の躁病を隠そうとしたが、会話の筋道から外れやすい傾向だけでなく、落ち着きのなさやテンポの速い話し方から、私は彼女が躁病的補償作用喪失の状態にあると確信した。

ドラは二十一歳のとき、双極性障害であると診断され、通常の生活ができない状態だった。州立精神科病院へ一度長期入院したことを含め、何度も入院した経験があった。最後に入院治療してから一年経っていなかった。この五年間は、地元大学病院の移動治療チームの継続管理を受けていた。

面接の前半、ドラは躁病の「幸せな」側にいた。彼女は評価に必要な会話にしきりに参加したがっていうるように見えた。彼女は友好的で、根気強く面接のプロセスにつき合い、不快気分を伴う（「不幸な」）躁病によく見られる徴候の短気な感じは少しも見せなかった。外見からは、彼女の補償作用喪失状態はわからなかった。彼女は縞模様のシャツと黒のズボンをきちんと身につけていた。髪はしっかりバンダナで覆っていた。彼女は、しゃれた黒のハンドバッグを持っていた。

ドラは結婚したことはなかったが、六歳の息子がおり、家族が面倒を見ていた。ドラは高校を卒業し、自分でアパートの部屋を所有していた。彼女は、不法なドラッグを使ったことも、アルコールを濫用したこともないと言った。彼女の血液毒素分析の結果は、陰性だった。

ドラは、自分が誰なのか、どこにいるのか、そして正確な日付がわかっていた。最近の出来事についても遠い昔の出来事についても、彼女の記憶ははっきりしているようだった。彼女は、父親が緊急要請を出したことを容易に信じようとしなかった。「なぜ私は今ここにいるの？」彼女は何度も尋ねたが、それは自分の状態についての理解が不十分であるか、その状態を故意に無視していることを示していた。

ドラの話し方は、極端で、声が大きく、プレッシャーを受けたような感じで、早口だった。彼女は質問に答えようと話しはじめ、それから突然、まるで何かによって最初の思考のつながりからそれたかのように、別の、関係のない話題に移る。私たちの会話は、彼女の激しく、プレッシャーを受けたように生み出される口数の多い話し方に支配された。多くの場合、私がある時点で彼女を止めなければ、彼女は私がはじめなかった話題についていつまでも話し続けていただろう。精神医学の言葉で、ドラの話し方は「迂遠《うえん》な」［表現が回りくどくてなかなか結論に達しない様子］ものであり、彼女は質問に直接答えることができず、私が必要とする情報をくれるまで、繰り返しその話題に戻るように話をさえぎられなければならなかった。

ドラは、声が自分の頭の内部から出てくるように感じたりすること（幻聴）も、自分といっしょにいる人には見えないものが見えたりすること（幻視）も強く否定した。彼女はまた、過去に自分自身を傷つけようとしたことも、現在そうしたいと思っていることもないと言った。彼女は睡眠も食欲も普通であると主張した。明らかに、彼女の父親は緊急要請でわかった大雑把な事実以上の、補償作用がきかなくなった彼女の行動の詳細について話すことができただろうが、私は彼に連絡をとることができなかった。彼女が「幻覚症状を感じている」と彼が言ったときに、彼が何を言いたかったかを知ることに私は特に関心があったのだが。

面接を通じて、躁病状態にある双極性の患者たちにしばしば起こるように、ドラは性行動について過剰な関心がある症状を示した。彼女は、私の体の目に見える部分が彼女を喜ばせると私に言い、見えない部分もたぶん同じだと思い巡らした。もっとも生々しい言葉で、彼女は自分の恋人がどのように他の女性とオーラルセックスをするかを表現した。ドラは自分自身の生殖器についても露骨に話した。その言葉づかいは、ザヴィエラ・ホランダーが『ペントハウス』誌のコラムの中で好む種類のものだった［元売春婦の彼女は、同誌で長いあいだ、性に関するコラムを担当した］。

薬の服用を再開して、自分の慢性疾患のこの最近の躁病の悪化を安定させるために、ドラには入院することが明らかに必要だった。しかし、彼女はそのように考えていなかった。彼女によれば、悪いところなどどこにもなかったのだ。薬を服用していて、どこも具合は悪くないし、父親は彼女を緊急救命室に連れてくるときに大げさに演じていたのだから、彼女は自宅に戻りたかった。

なぜ入院させられる必要があると私が思うのかを説明すると、ドラの「幸せな」躁病はかなり異なるものに変化した。彼女は興奮し、大声を出し、怒り、そして卑猥になった（ここでの露骨さは面接のはじめ頃に示された性行為に対する過度の関心とは明らかに異なっていた）。彼女の好意は非難へと変化し、今は私が彼女の苦悩の原因となっていた。ドラは面接室を出て、私のオフィスの外にある廊下を落ち着かない様子で行ったり来たりした。脅しているような様子で私に近づきながら、私が前に「しゃれた」と考えた黒のハンドバッグが、今はベルトを使って私のほうに向かって激しく振り回された。私はオフィスに戻り、それに打たれないようちょうど間に合ってドアを閉めた。

看護師数人とスタッフ一人に助けてもらって、ドラは説得されて面接室へ戻り、イナプシン〔麻酔薬、制吐薬〕の注射を受けた。彼女はさっきより落ち着き、理性のある状態になった。私は再び、どうして彼女は帰宅することができず、精神科病棟にしばらく入院する必要があると私が思うのかを説明した。彼女が主として恐れているのは、少なくとも以前に一度州立精神科病院であったように、長期間入院することのようだった。私は彼女に、たとえ自ら署名して入院しなくても、彼女は収容されるだろうと説明した。この選択を示された患者たちのほとんどと同じように、彼女は憤慨しながらも、任意入院の書類に署名した。彼女は上階の精神科病棟まで付き添ってくれる担当者を落ち着かない様子で待った。

ドラはその病棟で不安定な三週間を過ごした。入院二日目の看護記録には、彼女は怒り、敵意を持ち、不機嫌で、落ち着かず、短気で、転導性があり〔注意や思考を一定の対象にしぼることができない〕、気難しいと書いてあった。彼女は入院するとすぐに退院させてほしいと頼んだが，それは病気ではないから助けは必要ないと緊急救命室で主張したことと一致していた。彼女は喫煙が許可されるべきだと要求したが，それは（その病棟を出ることができない）レベル一の患者には与えられていない特権だった。ドラは声が聞こえることは否定したが，プレッシャーを受けたような話し方は続いていた。彼女は眠ることが困難で，二，三時間しか眠れない晩もあった。デパコートの服用量が増加し，プロリキシン［抗精神病薬］，ベナドリル，バリウム［不安緩解薬，抗痙攣薬］が加えられた。入院して最初の二，三日は，興奮して脅迫的になると，イナプシンの注射もされたが，それは緊急救命室で彼女を落ち着かせるのに役立った精神安定薬だった。

九日後，ドラは（患者がスタッフのメンバーと一緒にその病棟を出て，許可があれば喫煙してもよい）レベル二まで症状が改善した。もっとも，彼女は定期的に興奮し，プレッシャーを受けたように話し，必ずしも規則に従わなかったが。入院十一日目の入院記録には，次のように書かれていた。「患者は長期間怒りっぽく，不満を持ちやすく，要求がすぐに満たされない場合にうまく対処する技術は最小限しか持ち合わせていないようだ。（彼女は）すぐに脅迫に頼り，すぐに言葉で罵るところまでエスカレートする。（彼女は）声が大きく，でしゃばりのままだったが，注意を他の方向へ向けることができた。付き添われてレベル二の患者に許可された散歩に出かけたが，彼女はふさわしい行動をとった」ドラは依然として眠ることが困難だった。彼女は，退院したあとは，この五年間継続管理を受けてきた移動治療チームにはもう世話になりたくないと主張した。

ドラは病気であることを否定し続けたが，処方通りに薬は服用した。彼女はスタッフに退院させるよう迫り、（患者は病院の建物を出ない限りはひとりで病棟を離れることができ、喫煙場所で喫煙してもよい）レベル三まで上げてもらうように頼んだ。入院十六日目、看護記録には、話し方は依然としてプレッシャーを受けたようなこともあるが、彼女は「協力的で落ち着いている」と記録されていた。三日後、彼女の担当精神科医はカルテに、「患者はレベル三にしてもよいくらい気分が安定している、退院についての計画は検討中」と記入した。彼は、彼女の慢性的双極性疾患の躁病的悪化は「寛解期」であると考えていることを付け加えた。その翌日、看護師は、「患者は以前よりずいぶん躁病状態が軽くなり、うまく落ち着いた行動を維持している」と記録した。その一日後、ドラはその状態をしっかり保っているようで、「患者は軽躁病状態で安定したままである」と記録されていた。奇妙なことに、緊急救命室で私が読んだカルテのどこにも、性行動についての過剰な関心があることは書かれていなかった。

ドラのように急性躁病から三週間で不安定な道を戻ってきたのは、そのようなエピソードをコントロールするためにごく普通なことである。ストレスが増加すること、または薬の指示に従わないこと、あるいはその両方が原因で、病状が再発中の統合失調症患者たちの場合は、病院に二、三日入院したあとは、精神病的であっても、しばしば安定させられる。しかし、補償作用が機能しなくなった双極性障害の二つの（ヤヌスの）顔である躁病と鬱病は、もっと手に負えない状態で、より長期の入院や、治療を見守っているスタッフたちのさらに多くの助けが必要である。

第9章　統合失調症　世界を他人と共有することができない

統合失調症は、「精神疾患の癌」として知られているが、生命の芯を抜くこともある。多くの場合、慢性統合失調症の人は、日常世界の基本的な合図を出す能力を失う。こういった合図はとても基本的なものなので、その病気にかかっていないほとんどの人たちによって、社交上の指示を構成する要素としてはっきりと認識されることはないであろう。統合失調症患者がしばしば示す奇怪さは、妄想や幻覚によって引き起こされるもっと明らかな精神的不安によるのと同じくらい、他人に対する関係の欠如や、この欠点に根付いている世界によるものかもしれない。

統合失調症の患者にとって、再発を示すもっとも普通の症状は、幻聴と幻視、妄想、奇怪で時に暴力的な行動、偏執症、そして不眠症である。その他の症状としてしばしば見られるのは、社会的相互作用の低下、衛生状態の悪さ、無感動、そして日常生活における基本的な仕事に取り組むことができないといったことである。

キムは私に、彼女の家に損害を与えた最近の火事で自分は死んだので、

薬を飲むのをやめたが、新しい身体と頭を持って生まれ変わったので、かつての身体が必要としていた薬はもう服用する必要がないと言った。

私が緊急救命室で評価したすべての統合失調症患者の中で、キムの話をすることに決めた。なぜなら、彼女の病気は、この精神障害の中でもっとも破壊的なものが人に対してすること、つまり、かつて健康で大いに機能的だった人がその病気がもっとも深刻に悪化するあいだに、どのようにしてほとんど人間のものとして認められない思考や感情や行動まで低下するのかということを示しているからである。

キムは、ある晩遅く、緊急要請で出動した警察によって緊急救命室に連れてこられた。数週間前、彼女が住んで所有していた家が電気系統のショートが原因で起こった火事によって損害を受けた。十月だったが、キムは、電気も熱も湯も電話もない状態でその家に暮らしていた。その晩早く、キムの慢性的精神疾患のことを知っていて、再発するまでのあいだ彼女を見てきた隣人は、暗くなった窓の中に、ろうそくが燃えているのに気づいた。むき出しの炎がさらに広がるかもしれないと思ったので、その隣人は警察に電話をかけた。

三十八歳のキムは、米国で中国人の両親のもとに生まれたが、父親が医学研修を終えたあと、両親は台湾へ帰国し、キムときょうだいたちは米国に残った。彼女は有名な女子大学を卒業して、人間の発達の分野で修士号を取得した。彼女はある東洋人と結婚したが離婚し、子どもはいなかった。彼女はしばらくのあいだ、仕事に就いていなかった。

キムは二十六歳のとき、当時精神病性気分障害と診断された病気ではじめて入院した。いつ統合失調症の診断が下されたのかは明らかでない。私たちが入手した記録には、彼女の病気の初期の経過についての情報はないが、この病院への入院は一九九五年八月であることと、一九九二年と一九九四年に入院したことが書き留められていた。

私が面接をはじめるために部屋に入っていくと、キムはシーツを引き上げて身体に巻き、ストレッチャーに腰かけていた。彼女の様子からは、まもなく彼女が自分自身について明らかにする内容はわからなかった。彼女は、背は低いが身体はよく発達し、肩まで伸びた黒髪はよく手入れされていた。この魅力的な若い女性は明らかな危機には瀕しておらず、群衆の中では魅力的という理由だけで目立ったであろう。

キムは、自分が誰であるか、自分がどこにいるか、そして日付はわかっていた。気分について尋ねられると、彼女は「元気よ」と答え、気落ちしていることを否定した。彼女は自分自身を傷つける意図や計画についても否定した。カルテの記録から、過去に自殺未遂があったかどうかはわからなかった。キムには、重大な病歴も現在抱えている医療上の問題もなかったし、ドラッグやアルコールの濫用もなかった。

キムは私に、彼女の家に損害を与えた最近の火事で自分は死んだので、薬を飲むのをやめたが、新しい身体と頭を持って生まれ変わったので、かつての身体が必要としていた薬はもう服用する必要がないと言った（彼女はその火事で負傷していなかった）。キムは私に、神が彼女に直接話しかけてくれたと話したが、それ以上詳しいことは教えてくれなかった。「私にはヨーロッパが見えるわ」彼女は言った。「私にはとても多くのさまざまな目があるの」もっとも簡単な質問に対する彼女の答えから、深く隠された精神病性のプロセスが明らかになった。「私は東洋人の女性よ。私は食べて糞をする。私には米国の女性たちのことはわからないわ」そのような答えを引き出すのに自分がどのような質問をしたのか、私は思い出すことができない。

私は、キムをしばらくのあいだ継続管理していた精神科医と連絡を取った。彼は、緊急救命室での彼女の行動は、最近の彼女の基準となる行動とあまり違わないことを指摘した。プロリキシン、トリラフォン、オーラップ、リスパダールを含め、神経遮断薬や非定型の抗精神病薬は試されなかったが、クロザリルは彼女にとても役立った。リチウムがこれらの神経遮断薬や非定型抗精神病薬のいくつかに追加されたが、ほとんど効果はなかった。最近入院したあと、彼女は服用しはじめていた薬をすぐにやめた。そのようにしたことについて彼女がこの前私に話した理由は、明らかに妄想的だった。

キムは個々の精神療法に目立ってよい反応は示さなかったし、最近の入院で提供された治療機会から得るものもほとんどなかった。彼女は、どんな介入も彼女を解放する力を持っていない分裂した世界へと引き込まれてしまったようだった。明らかに精神病性状態にあるにもかかわらず、キムの担当精神科医は、いま入院させても効果があるかどうか疑わしいと感じていた。（火がともったろうそくが危険だと隣人が考えただけで、彼女は緊急救命室へやってきた。）その精神科医は、彼女は退院させていいと考え、翌朝彼女を診察することに同意した。彼は薬の投与を再開するつもりだった。

キムのボーイフレンドだと主張する男性が緊急救命室へやってきて、自ら進んで彼女の自宅まで付き添った。彼は私たちに、自分はキムの代理で家の火事の損害を解決するため保険会社と交渉していて、修理をしてもらうため建設業者と取り決めを交わしているところだと話した。しかしながら、キムのカルテにはこの男の誠実さについての疑惑が記述されており、彼がすでに彼女から二万三千ドル盗んだと信じるに足りる理由が書いてあった。

私がキムを緊急救命室から退院させた三週間後、彼女は精神科入院病棟に入れられた。彼女は五週間後再び入院させられ、その八週間後にも、またその十二週間後にも入院させられた。明らかに、彼女は治療を受け入れなかった。病院から退院させられるたびに、彼女は再開された薬の服用をやめた。記録によれば、これらの入院期間、私が彼女を緊急救命室で評価したときよりも、キムの精神病性の症状はひどかった。もっと内向的だった。もっと支離滅裂だった。もっと思考が混乱していた。もっと妄想的だった。もっと幻覚的だった。次の妄想的な申し立ては、カルテに記録されているが、私が緊急救命室で評価したあと、継続して私たちの精神科入院病棟に四度入院したときのキムのものであった。「私は誰よりもとても優れているわ」、「ジョージ・ブッシュが私の家に駆け込み続けているの」、「神が私の家の一階にいたわ」、「私はユダヤ教徒よ」（カルテには彼女はキリスト教長老派教会会員だと記されていた）、「聖母マリアはもっと高い次元で生きているから、電気も熱も電話も必要ないわ」、そして「私は聖母マリアよ」だった。最後の発言後、彼女は「私が本当に楽しんでいるのはセックスよ」と付け加えた。私たちの精神科病棟に入院して妊娠検査が陽性だったとき、キムはただちに中絶手術を受けた。

入院中、キムは幻覚も訴えた。それは「神が私の睡眠中に触るの」、「イエスが私は彼の母親だと言ったわ」、「私がヨセフと連絡を取ると、彼から私が彼の妻だと言われたわ」だった。

キムは、隣人たちに食料を求めて懇願しているところを目撃されていた。彼女がもはや身の回りのことができないのは、明らかだった。成人保護サービス課が調査するために呼ばれ、入院病棟からキムと彼女の「ボーイフレンド」との関係を調べるように頼まれた。カルテに記載されている彼女の支離滅裂な行動には、その他に（頼まれてもいないのに）隣人たちの家の庭に花を植えたり、近所の路地を裸のまま走ったりといったことがあった。

最後に私たちの病院に入院したとき、キムはクロザリルの服用を再開した。彼女は依然として精神病性の症状がひどく、妄想的で、思考が混乱していた。スタッフは、彼女には集中的な長期入院治療が必要であると考えたので、彼女は州立精神病院へ転院させられた。

第10章 アルツハイマー型認知症
記憶の糊にひびが入るように世界が溶けていく

アルツハイマー病は、精神的プロセスの、そして最終的には身体的機能の、生物学的基質にダメージを与える。最初の症状は、記憶の喪失、混乱、見当識障害である。後になって、もっとも基本的な身体的行為をする能力でさえ危うくなり、そして完全に失われる。その障害は、人生後半の半ばにはじまることが多く（しかし、もっと早い、あるいはもっと遅い場合もあるが）、五年から十年以内に死に至る。

緊急救命室にやってくるアルツハイマー病患者のほとんどは、すでにその病気であると診断されている。状態が急激に悪化したために運ばれてくることが多い。自宅や治療施設から迷い出ることもあるし、突発的に激怒してその人のケアに責任ある人を脅かしてしまうこともある。特に患者やその家族が明らかな徴候や症状を否定した場合に、アルツハイマー病であるという診断が緊急救命室内で行なわれることがときどきある。

私は、認知症にかかったこのやさしい女性の脳と心にまだ残っているものに驚かされた。何年なのか、何という季節なのか、何月なのか、何日なのかもわからないのに、彼女は緊急救命室を去る前に、礼儀正しい行為をしようとしたのだった。

私には今でも、小学校教師を退職した七十九歳のこの女性のことを鮮明に思い浮かべることができる。彼女はある養護施設から、彼女を担当するケースマネージャーによって緊急救命室に連れてこられたのだった。その日早くにかつてなかったように激怒し、彼女は興奮して、施設にいる他の人たちが自分を傷つけようとしていると非難した。アイダはすでにアルツハイマー病と診断されていた。彼女は、十六歳の孫娘と一緒に、その孫娘にはもう必要なケアをすることができなくなるまで暮らしていた。アイダはその後、成人保護サービス課によって養護施設に入れられた。そのケースマネージャーによれば、それまで六ヶ月担当してきたが、アイダは緊急救命室に連れてくるその日まで調子がよかったという。

高血圧であること以外、アイダの身体的健康は良好だった。ニフェジピン［抗狭心症薬］が処方されていたが、彼女はその薬を服用しないことがときどきあった。アイダの外見からは、彼女を衰えさせている認知症のことはわからなかった。彼女は、二十歳は若く見える身体に合ったプリント柄のドレスを身につけていた。髪は最近整えたばかりだった。情動は鈍くなっていたが、アイダの顔には大きなしわはなく、認知症の人の顔からは消えてしまうことの多い目の輝きがいくらかあった。そして、私がこれまで評価してきた認知症患者たちと異なり、彼女は周囲の状況をまだ認識しているようで、まるで彼女の中の何かが外の世界にしがみつこうとしているかのようだった。

　私がこの女性に話しかけはじめるとすぐに、彼女がひどく危うい状態であることが明らかになった。アイダは緊急救命室に来る原因となった自分の激怒について思い出すことができなかった。もっとも、それを否定することもなかったが。彼女は長年教師を務めた小学校の名前を思い出すこともできなかった。「私は記憶力が悪いのよ」彼女は理解していない感じで控えめに言った。アイダには、西暦何年なのか、何という季節なのか、何月なのか、何日なのかがわからなかった。自分が何州にいるのか、何郡にいるのか、何という町にいるのかもわからなかった。自分が病院にいたことや、自分が何階に入院していたのかもわからなかった。アイダは三つの単純な物の名前を言うことができたが、一分後には思い出せなかった。彼女は百から七を引くことができず、ワールド（world）という単語を逆につづり通りに言うことができなかった。彼女は鉛筆と腕時計を見せられても、それを見分けることはできた。

　アイダは、「ノー・イフズ、アンズ、バッツ」〔「言い訳無用」という意味〕という文を繰り返して言うことができなかった。彼女は、「右手に紙を持って、半分に折り、床の上に置きなさい」という三段階の口頭の命令に従うことができた。彼女は、「目を閉じなさい」という文書での命令に反応することもできた。文を書くように求められると、「明日は日曜日です」という文を書いた（本当は金曜日だったが）。二つの交差する五角形の絵を見て描くように求められると、見せられた図形にはまったく似ていない複雑な図形を描いた。こういった質問は、ミニ・メンタル・ステータス・エグザミネーション〔簡易精神状態検査〕からのものだった。彼女のスコアは三十点満点中七点だった。

アイダは、面接中にほとんど情報をくれなかった。もっとも、協力したいというあらゆる徴候は示してくれたが。彼女には、その質問の多くを把握して処理するのに必要な資質が欠けているようだった。彼女はかつて抑鬱状態であったことは認めたが、現在の抑鬱状態は否定した。アイダは、過去に自分自身を傷つけようとしたことだけでなく、今の自分自身や他の人たちを傷つけようとする意図や計画はないと言った。ケースマネージャーは、評価を完成させるのに必要な詳細について多くのことを伝えてくれた。彼女は、アイダがここ二年間でかなり体重が減ったことや、最近眠るのに苦労していることを教えてくれた。成人保護サービス課の保護下に入る前、アイダは明かりで照らさなくてもガスレンジを点火できた。孫娘と暮らしているあいだ、彼女は壁のコンセントから電気製品のコードを抜いていた。

そのケースマネージャーは、養護施設と連絡を取り、アイダを連れ帰ることに同意した。アイダは戻る気があった。しかし、私はひょっとして、彼女が進行性の認知症の病気において周囲の状況を補ってくれる人たちに対処することが、またその人たちが彼女に対処することが不可能なところまできてしまっているのではないかと思った。私はアイダがもっと高いレベルのケアを必要とする段階までどれくらいの時間が残されているのだろうかと思った。その日早く、担当医は彼女にハルドールの処方を出していたが、彼女はその薬の服用をはじめていなかった。

私が別れを告げにいくと、アイダは面接前に自分がのっていたストレッチャーのシーツをまっすぐにし、枕を平らにしているところだった。彼女は、自分とケースマネージャーに出された使用済みのスタイロフォーム［発泡スチロールの一種］製のコップと包みを集めていた。彼女はこのゴミを、足踏みペ

JCLS 88002-166

ダルで操作する金属製の蓋のついたゴミ容器に入れようとしていた。この単純な作業を終えることが難しいことがわかると、アイダは自分が抱えている困難に本当に当惑しているようだった。私は、認知症にかかったこのやさしい女性の脳と心にまだ残っているものに驚かされた。何年なのか、何という季節なのか、何月なのか、何日なのかもわからないのに、彼女は緊急救命室を去る前に、礼儀正しい行為をしようとしたのだった。

神経科医オリバー・サックスは、自分の担当する認知症患者たちに、よく似た機能の維持があることを観察した。ウィレム・デ・クーニング〔オランダ人画家〕がアルツハイマー病になった最後の十五年間に行なった絵画制作について書いている中で、サックスは「『行動様式』は神経病学的には、人の存在のもっとも深い部分であり、ほとんど最後まで認知症において維持される」と保証した。私は、部屋をきちんと片付けることによって、アイダは彼女の行動様式を私に見せていたのだと気づいた。

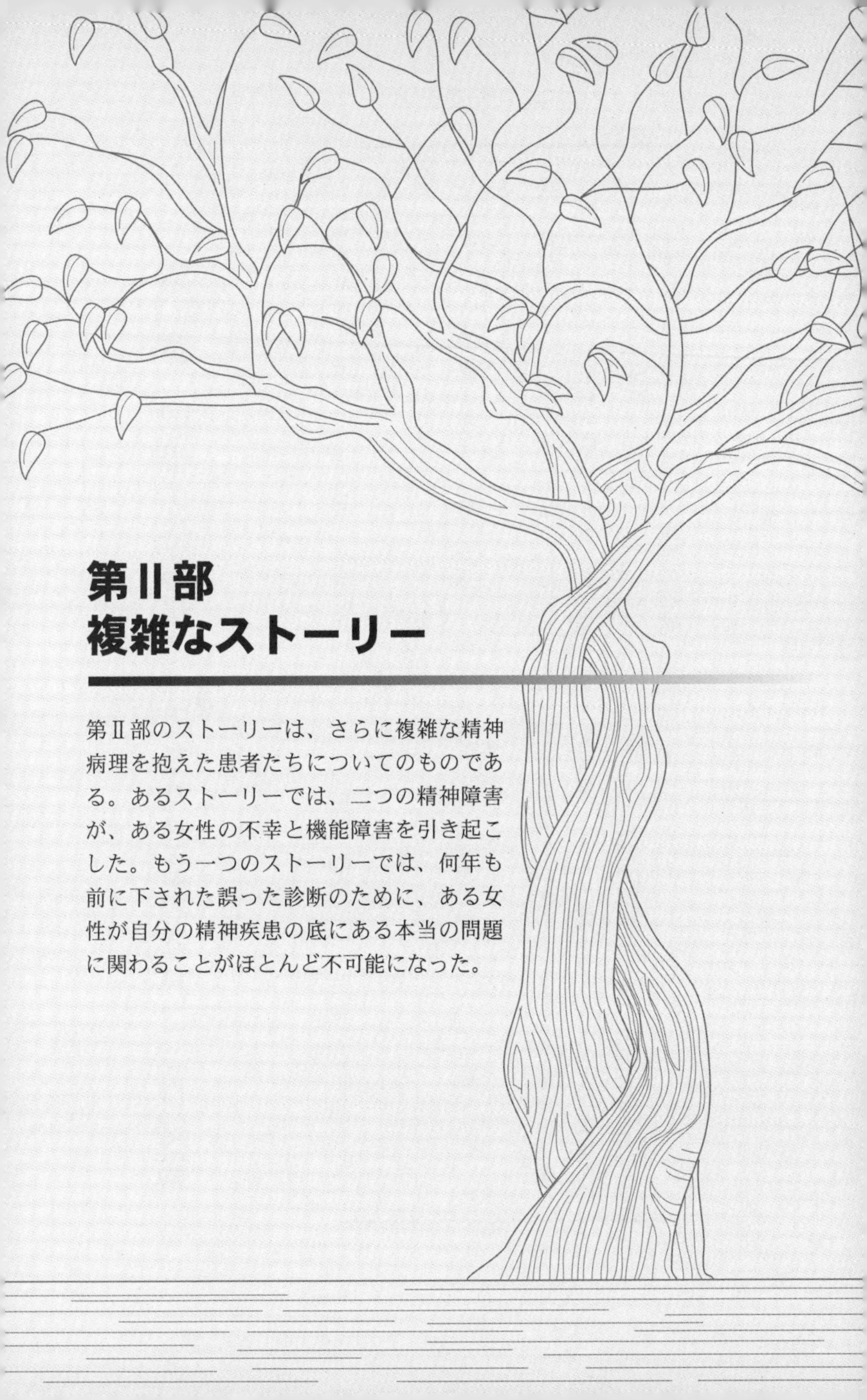

第Ⅱ部
複雑なストーリー

第Ⅱ部のストーリーは、さらに複雑な精神病理を抱えた患者たちについてのものである。あるストーリーでは、二つの精神障害が、ある女性の不幸と機能障害を引き起こした。もう一つのストーリーでは、何年も前に下された誤った診断のために、ある女性が自分の精神疾患の底にある本当の問題に関わることがほとんど不可能になった。

第11章　感情の依存によってもたらされるパニック障害

パニック障害は、不安から生じる。基本的なパーソナリティ構造によっては、困難で心的外傷を与えるような状況を（必ずしも元のままではないが）比較的無傷でめげずに生きていく人もいるが、重大な障害を与えるパニックの症状を持ち続ける人もいる。『DSM-IV』の専門用語では、このパーソナリティ、否定的経験、および精神障害が相互に関係しているものは、I軸の疾患を動かしているII軸の疾患として考えられている。

依存性パーソナリティの人たちは、分離の不安だけでなく従属的でしがみつくような行動も引き起こす、繰り返し起こり過剰で面倒をみるべき欲求を示す。直観的に、もろいアイデンティティに試練を与える否定的な人生経験に直面すると、そのようなパーソナリティ構造と関連したダイナミクスを有する人は、不安になりやすく、パニック障害の症状を引き起こす傾向にある。

私はロビンに、エリックとの関わりから彼女が得ていることに集中させようとした。初めのうちは、彼女は有益なことは何も得ていないし、私がロビンに面接をするまでには、彼女のパニック発作はほとんどおさまっていた。しかし、この二十一歳の女性は依然として震え、涙ぐんでいた。今回が彼女にとってはじめてのパニック発作で、彼女は何が自分を襲ったのかわからなかった。彼女は心臓発作を起こしているのかと思った。

ロビンはその前日の土曜日の晩に外出し、カクテルを四、五杯飲み、午前六時半ごろ帰宅した。二時間眠ったあと、彼女は過換気状態で目が覚め、胸が締め付けられるような感じがした。指や両脚がしびれてひりひりした。彼女は自分で「感覚の閉鎖」と呼ぶものを経験した。ロビンは、自分は死ぬのだと思った。これらの症状は消えたが、その日遅くにはまた同じようなエピソードが起こった。父親が彼女を緊急救命室に連れてきた。

ロビンの食欲は最近増えていて、彼女はさらに食べ、体重が増加していた。真夜中に目が覚めることもあった。友人たちにはあまり興味がなかった。彼女は、ある程度の不快感があったが、ひどくふさぎ込んだり絶望的になったりすることは否定した。ロビンは自分自身を傷つける考えや計画はない

ただ傷つけられていると主張した。彼女が否定したことに異議を唱えると、彼女は次のことを考え出した。「私はエリックに自分自身をとてもたくさん与えたので、自分自身を取り戻すために彼を取り返さなくてはならないと思ったのよ」典型的な依存性パーソナリティからの典型的な答えだと、私は思った。彼女自身と彼女が依存した男性とのあいだの境界線は、ほとんど存在しなかった。

し、それを試みたこともないと言った。ついこのあいだのパニック発作のときに呼吸することがいかに苦しかったかを思い起こしながら、彼女は「自分は死ぬのではないかと心配なの」と確信を持って私に言った。ロビンは、自分自身はつきあいで酒を飲むと考えていたが、自分がアルコールを濫用しているとは思わなかった。（緊急救命室にやってくる前の晩に飲んだ四、五杯のカクテルについてはどうなのだろうか。）彼女は数ヶ月間、マリファナをときどき使っていた。

私は五ヶ月前に、緊急救命室でロビンに会っていた。「私は自分自身が憎いし、とても怒っているの」その時の面接で、彼女は最初にそう言った。彼女の怒りは焦点が散漫で、それでたぶん怒りの多くが、彼女自身に向けられていたのだろう。彼女は自宅で自ら壁に身体をぶつけていたのだ。彼女の母親は、そのとき彼女を緊急救命室まで連れてきて、面接に立ち会い、ロビンは身体中に打撲傷があり、自分の髪を抜いているということを自ら進んで話した。「すべて私が悪いんです」彼女は確信しているかのように言った。その一回目の面接のとき、ロビンは涙ぐみながら、訴えるように話した。彼女の情動は、平坦ではないが限られていた。彼女は私に話しかけるときには目をそらし、しばしば床を見つめていた。このことについて尋ねると、人に話しかけるときに視線を合わせるのをしばしば避けるが、自尊心が低いのがその理由だと思うと、彼女は言った。

ロビンは、三週間前までは気分がよかった。しかしその後、ふさぎ込み、いつもなら楽しいことが楽しめず、集中力に問題が生じ、工場での組み立てラインの仕事を数日休んだ。彼女は絶望し、死ぬことについて考えたが、自分自身を傷つけることは思いつかなかった。いつもなら八時間ある睡眠時間は、三、四時間まで減った。彼女は精神病性の症状は否定し、私も面接中に精神疾患の証拠は見つけられなかった。この最初に緊急救命室に来たときの診断は、適応障害で不安と抑鬱気分を伴うものであった。ロビンには精神科の病歴も重大な医学上の問題もなかった。彼女は生理痛の薬ナプロシン［鎮痛薬、非ステロイド系抗炎症薬］を服用し、食欲抑制薬フェンテルミンを二ヶ月間服用していた（彼女は少し太りすぎだった）。彼女によれば、一週間前にはじめてマリファナを使用し、それ以来八から十本吸ったということだった。血液毒素分析の結果、彼女はカンナビノイド［大麻の化学成分の総称］とアンフェタミン［中枢神経興奮薬、覚醒剤］が陽性だった。

ロビンは私に、子どものときから父親に言葉による虐待を受けてきたと言った。一週間前、二人は家族で遠出をする件でひどいけんかをした。彼女は三年間つき合った恋人のエリックとちょうど別れたところだったが、彼はドラッグの大量使用者で売人でもあった。「彼は私にはふさわしくなかったわ」彼女は言った。「彼は自分の人生を破壊し、今度は私の人生をめちゃくちゃにしているの」それにもかかわらず、ロビンはエリックを感情的に手放すことができなかった。「私は今でも彼のことを愛しているけど、彼の人柄は好きじゃないわ」彼女はまるでその矛盾が解決できないかのように言った。その若い男は、二人で出かけるときにはすべて彼女が支払いをするように主張し、しばしば彼女を他の女性と張り合わせた。

明らかに、ロビンには外来精神療法士による集中的なやり方が必要だった。私たちは一緒に二ヶ月間、最初は毎週、次に隔週で一緒に活動した。彼女の担当医はゾロフト［抗鬱薬］とアティヴァンを処方した。後に診てもらった精神科医は、プロザックに変更した。副作用はなかったが、ロビンは二日後にプロザックを飲むことをやめ、アティヴァンは数週間服用を続けた。自分のもっとも基本的で必要なものをそれほど他人に依存している人が医師の薬の指示に従わないのは、皮肉のように思われた。この二十一歳の女性は運転免許を持っておらず、取得しようとしたこともなかった。私たちが面接するときには、母親が彼女を私のオフィスまで車で送ってきた。

私たちは、ロビンをそれほど不安や抑鬱状態になりやすくしている問題をすぐに明らかにした。彼女の話は、II軸を暗示するもので、依存性パーソナリティ障害の要素を思い出させるものだった。『DSM-IV』はこの病状を「面倒をみてもらいたいという広範で過剰な欲求があり、そのため従属的でしがみつくような行動をとる」と定義している。次にあげる八つの基準のうち五つがこの診断には必要である。

1. 他の人たちからの過剰な助言や保証がなければ、日常的なことを決めることが困難である。
2. 自分の生活のほとんどの主要な領域で、他の人たちに責任をとってもらうことを必要とする。
3. 支持または是認を失うことを恐れるために、他の人たちの意見に反対を表明することが困難である。
4. (動機または気力が欠如しているというより、むしろ判断または能力に自信がないために)自分自身で計画をはじめたり、または物事をしたりすることが困難である。
5. 他の人たちからの養育や支持を得るために、不愉快なことまで自ら進んでするほどやりすぎてしまう。

6. 自分自身の面倒をみることができないという誇張された恐怖のために、一人になると不安、または無力感を感じる。
7. ある親しい関係が終わると、自分を世話して支援してくれるもとになる別の関係を必死で求める。
8. 取り残されて、自分自身の面倒をみることになるという恐怖に、非現実的なまでにとらわれている。

ロビンは八項目の基準すべてを満たしており、他の基準よりも著しく際立っているものもあった。彼女のミロン臨床多軸目録II（パーソナリティ障害のための検査）は、回避性、依存性、受動攻撃性、自滅性、堕落性の尺度においてとても高いスコアを示していた。彼女は自分で壁にぶつかるために打撲傷があり、自分の髪の毛も抜いていた。このパーソナリティ構造や関連したダイナミクスを持つ人は、アイデンティティがもろいと考えられる。ついこの前の否定的経験に直面して、ロビンの壊れやすい自己、別の言い方ではもろいアイデンティティは、不安や抑鬱の症状を生み出すことを試されているようだった。『DSM-IV』の用語では、これはI軸の疾患を動かしているII軸の疾患として考えられるだろう。

私たちの面接の中で明らかになったのは、生涯を通じて父親から言葉による感情的な虐待を受けたことによって、ロビンがどのようにエリックを含む他人と依存的そして虐待的に関わるようになったのかということであった。「私の父親はこういうふうに私を扱ったわ」彼女は言った。「だから私は、他の人にもそんなふうに行動するよう求めるのだと思う」ロビンの病状は、急激で確実に進行しているようだった。私たちが最後に会うことになった面接で、彼女は「(今は) 私の中に抵抗する部分がある。私は生きていると感じている。以前は、死んでいるような感じだった」ロビンは、予定されていた次の面接の約束を守らなかった。私が電話すると、彼女は必要なだけのことはしたと思うと言った。「私は元気よ。本当に調子がいい」彼女は言い張った。「すべてが申し分ないわ」私はどれくらいの期間物事が「申し分ない」状態のままであるか疑いを持ったので、さらに助けが必要だと感じたら電話するよう彼女に言った。

それから三ヶ月後まで、ロビンを見かけることも彼女からの連絡もなかったが、ある日曜日の晩に、彼女は再び緊急救命室に姿を現し、はじめて起こしたパニック発作の余波で怯えていた。彼女のひどい不安の理由を明らかにするのに、時間はかからなかった。三週間前に、ロビンはエリックとの性的関係を再開していたのだ。「彼は、最初は親切だったわ」彼女は言った。「そのあと彼は、以前のようになった……そうなるべきじゃなかった。でも私は、以前より冷静だったわ……自分がしていることがわかっていたの。それは否定しなかった」ロビンは私に、誰か他の人に傷つけられることを思い切ってやってみるくらいなら、虐待のパターンがわかっている人に傷つけられたほうがいいと言った。

ロビンは、この二度目に緊急救命室へやってくる二週間前まで工場で働いていた。二人の上司と自分の仕事のことで話し合っているあいだに、彼女は理屈っぽくなり、彼らの顔をひっぱたいてしまったが、これは依存性パーソナリティ障害にかかっている人に見られるもう一つの矛盾した行動である。

その職場で二年間よく仕事をしてきたのにもかかわらず、彼女は無造作に解雇された。現在無職なので、彼女は請求書が山のようにたまっているのがわかった。ロビンはモンゴメリー・ワードのカード利用限度額五百ドルとシアーズのカード利用限度額八百ドルを使い切って、自分自身と他人への贈り物を買い、実際には持っていない金を使っていた。金銭に対する彼女の態度は劇的に変化した。「私は十五歳のときから働いてきたわ」彼女は言った。「いつも金を持っていたわ」今は持っていなかった。そして多額の借金があった。

ロビンの祖母は、人工股関節置換術から回復するのを待ちながら入院中だった。ロビンは祖母としばらくのあいだ暮らしていたことがあり、この精神的に強い女性に感情的支援と肯定を期待していた。ロビンは母親とはうまくいっていたが、感情的に虐待する父親から逃れるために家を出ており、安らかな気持ちではなかった。祖父は五年前に、癌で亡くなっていた。「祖父はあらゆることを一つにまとめていたわ」彼女は切迫した感じで言った。「祖父は、私たちにたくさんの愛情を注いでくれた。祖父は、私がはじめて失った人だったわ。私は祖父が亡くなったという事実を、受け入れることが決してできなかった。今でも、そのことを仕方なく受け入れているの」

これらの新しい出来事が、ロビンのひどい不安やその不安がパニック発作として突然出てくる理由のように思われた。虐待する男性との関係が復活したこと、解雇されたこと、はじめて金銭的に困ったこと、そして祖母が病院で横たわっているのを見たこと（これはほぼ間違いなく、亡くなった祖父に対する未解決の感情を復活させた）が、この若い女性が人生において安定していて価値があると感じていたことの大部分にとっての脅威となったのだ。依存性パーソナリティの状態で、どうしてロビンの世界が依然として少しでも親しみのある、または安全な場所と思われるだろうか？

私たちは治療を再開した。ロビンの担当医は、ゾロフトとアティヴァンを再び彼女に投与しはじめた。ロビンは、私たちが活動している期間にさらに数回パニック発作を起こしたが（パニック障害と診断するのに十分な回数である。第2章を参照）、緊急救命室に二度目にやってきたときほどひどいエピソードではなかった。彼女はあるときの発作について、「全身が燃えているようだったわ……私は完全に別の世界にいた」と表現した。私はロビンに、エリックとの関わりから彼女が得ていることに集中させようとした。初めのうちは、彼女は有益なことは何も得ていないし、ただ傷つけられていると主張した。彼女が否定したことに異議を唱えると、彼女は次のことを考え出した。「私はエリックに自分自身をとてもたくさん与えたので、自分自身を取り戻すために彼を取り返さなくてはならないと思ったのよ」典型的な依存性パーソナリティからの典型的な答えだと、私は思った。彼女自身と彼女が依存した男性とのあいだの境界線は、ほとんど存在しなかった。

ロビンは、この完全に不適切な男性から何を得ていたのだろうか？　非常に明らかなことは、一緒にいること、ねじ曲がった種類の肯定、そしてセックスである。私は、エリックとの関わりは、単に彼が分け与えてくれるわずかなものを消極的に受け入れるということではなく、それを受け入れるために一日一日と継続していっている選択であるということを、彼女が認める手助けをした。二度目の治療のあいだずっと、ロビンは一回目に会ったときほど事態は悪くないと主張した。約一ヶ月後、彼女は本当に改善したように思われた。彼女はエリックとは、完全に決別した。もっとも、彼がドラッグ使用と窃盗で投獄されたあとでさえも、彼のことが依然として忘れられなかったが。彼女は、パートタイムでレジ係の仕事を見つけた。彼女の担当医はゾロフトの服用量を増やしたが、ロビンは、アティヴァンは必要ないと考えて服用をやめた。

私はロビンを励まして、彼女が関係を絶ったばかりの乱暴な男性についての感情を述べさせた。「悪い知らせ」、「見込みがない」、「世界で最低の男」といった意見は本当らしく聞こえた。「彼への投資は偽りのものだったわ……私は破産してしまった」しかし、彼女は、エリックは彼女にとって適切ではないが、彼に対してまだ「強い気持ち」があることを明らかにした。「エリックは、かつては私のことが好きだったのよ」と、たぶん彼が「親切な」状態だった短い期間を思い起こしながら彼女は主張したが、それはおそらく彼が彼女をだましているときの彼だったのだろう。

ロビンはそれでもなお、エリックが肯定してくれることにしがみついていた。でも徐々に、彼女はこのことで彼女が犠牲を払っていることがわかるようになった。依存性の人は、少しの肯定に対して、ある段階まで喜んで高い代償を払う。ロビンは今、その段階を超えはじめていた。「エリックは今年私に起こったことで最高のことだったけど、彼は最悪のものだったわ」この男に対するアンビヴァレンスを認識しはじめていることを私に納得させながら、彼女は言った。彼女は、自分の愛情に値せず、それに報いてくれない人を愛してしまったつらいジレンマを乗り越えなければならないところにちょうどいるようだった。

本格的なパニック発作は止まり、次に胸痛と息切れがなくなり、最後に彼女の不安が身体的に現れる転換もなくなった。最初のパニック発作以来途切れがちで邪魔されていた睡眠時間は、六時間まで増えていた。彼女は回復しているようだった。

そして彼女は、別の新しい男性に出会った。彼は二十六歳で、幼い息子があり、離婚するところだった。彼女はまるで、この関係にかなり見込みがあるかのように話した。「私が与えているものがあるし、得ているものもあるわ」彼女は言った。「私が微笑んでいると、彼も微笑んでくれる」

二回目の治療は、一回目と同じように二ヶ月続いた。またしても、ロビンは最後の面接の約束を守らなかった。彼女はオフィスに電話を入れ、体調がいいという伝言を残していた。今回は私も納得した。もっとも、彼女のパーソナリティがまだ依存性の構造とダイナミクスに支配されていることはわかっていたが。ロビンがどこまでこの病的状態を乗り越えるかは、彼女がどれくらい激しく生活様式としてその気分を拒絶できるかということや、彼女がどんな幸運によって自分を適切に扱ってくれる他の人、特に男性を見つけることができるかということに、ある程度かかっている。もちろん、もっとも適切な関係でさえも、最終的には葛藤のある（そしてあまり適切でない）ものとなり、そしてこのあいだに、ロビンが自尊心の感覚を失わずに自律的に行動することは困難になるであろう。ロビンにはおそらく、ある程度自己の不足が生じ、そのために自分はこの世界が与えてくれる最高のものに値しないという感情を持つことだろう。

第12章 統合失調症と間違われる演技性

緊急救命室は、精神障害を診断するための最高の、あるいは最悪の場所である。臨床医がその患者をほんの短期間しか、そしてその患者の日常の世界の外側でしか診ないために最悪なのである。しかし、最高の場所でもある。なぜなら、その患者はある種の危機、たとえば、現実の、想像上の、あるいはでっち上げた危機で緊急救命室へやってきて、その危機は人生についての基本的な真実を明らかにするのに役立つ方法で、問題点に強く焦点を当てるからである。

私は、患者たちが緊急救命室での評価のあいだに自分自身のことについて明らかにする度合いや、患者たちが話すことの多くが現在の精神科の診断にも患者たちが必要だと主張するサービスの根拠にもならない度合いにしばしば驚かされる。病院に残っている古い記録、その患者に付き添って緊急救命室へやってきた他の人たちからの報告、電話で接触した他の人たちからの報告が、その患者の話を補充することが多く、本当の臨床的状況がわかってくる。

キーアの統合失調症の診断は、おそらくその大部分は幻聴があるという彼女の報告に基づいていただろう。私には、彼女が聞こえると主張する声は疑わしかった。聞こえた内容について彼女にさらに強い調子で尋ねたが、彼女に幻聴の範疇に属する知覚の歪曲があったと私を納得させるものは出てこなかった。レイプされるということについて思い巡らすときだけ声が聞こえるということから、その声が幻聴なら（私は疑っていたが）、それはⅡ軸障害にもたらされる可能性がとても高い大鬱病によって引き起こされたのだと私は考えた。彼女の本心が、彼女に「話しかけて」いたのだろうか？　彼女は自分が受けた性的虐待に共犯があったと思ったのだろうか？　彼女は「話すこと」に罪の意識があっただろうか？

一一

十二歳のキーアは、精神科医が署名した緊急申請に基づいて警察によって緊急救命室へ連れてこられたが、彼女はその精神科医と近くの地域メンタルヘルスセンターで活動しはじめたばかりだった。その施設からの書類には、キーアとその精神科医が署名してここの精神科病棟へ任意入院する申請が含まれていた。緊急申請には、その患者は妊娠二ヶ月半だが、ここ二日間は自分自身と自分の赤ちゃんを殺せという声が聞こえると話しているとあった。

キーアは、十三歳のときにはじめて入院した。それ以来十回も彼女は入院してきたが、昨年は入院しなかった。外来での精神科のケアは、不定期に行なわれていた。最新の診断は統合失調症だったが、双極性障害と診断されたこともあった。彼女はジプレキサ［抗精神病薬］とプロザックを服用していたが、妊娠したと思ったので二ヶ月前に服用をやめていた。キーアはたばこを吸わないし、法律上の問題を起こしたことはなかった。「私はいい子なのよ、ある点まではね」彼女は私に言った。彼女はストリートドラッグの使用もアルコールの濫用も否定した。「ドラッグを使うのは怖いわ」彼女は恥ずかしそうに、まるでその自制が弱点であるかのように言った。血液毒素分析の結果、彼女は陰性だった。

意外にも、尿による妊娠検査も陰性だった。この事実に対して、キーアはここ二、三ヶ月のあいだに十八回コンドームを付けずに性体験をしたと言い張り、生理が約二週間遅れていると自ら話した。結婚したことはなく、子どもはなかったが、一度流産したことがあった。「妊娠したい」と彼女はもっともらしく私に言った。「私の家族で子どもがいないのは私だけなの」明らかに、キーアは自分の不妊について恵まれていないと感じていた。現在の危機がはじまったのは、彼女の母親が、結果的には間違っていることがわかったキーアが妊娠したという知らせに対して否定的に反応したときだった。キーアは大いに尊敬されると期待していたのだが、逆にからかわれたのだった。

キーアはコミュニティーカレッジで一年間の勉強を終えていたが、仕事がなく母親と暮らしていた。彼女は福祉援助金を受け、医療援助も受けていた。彼女は最近、理髪業のコースを受講しはじめたが、授業に出席するのをやめてしまった。

面接のちょっと前に、私はキーアが彼女に割り当てられた部屋の外に立っているのに気づいた。彼女は、別の患者と親しげな様子で話していた。私が自己紹介するとすぐに、彼女は進んで話をし、評価に取りかかることを切望しているようだった。キーアは、機敏で、集中し、協力的だった。彼女は、気楽に、人目を気にせずに話した。彼女は躊躇することなく、正確な日付を言った。記憶は、最近のものも昔のものも完全だった。キーアは、ややふさぎ込んでいるようで、ここ二、三日は食欲も睡眠時間も減っていると話した。彼女は自殺願望があるというよりもむしろ、ひどく貧乏なように見え、自分自身を傷つける計画を否定した。両手首には、小さくて十分治癒した切り傷の跡があった。数年前に、彼女はタイレノール四十錠を過剰摂取し、ただちに緊急救命室へ行ったことがあった。それが唯一、彼女が真剣に自分自身を傷つけようとしたときだった。

性的虐待についての通常の面接に対して、キーアは十三歳のときにレイプされたと答えたが、「そのことについては話したくないわ」と付け加えた。(彼女の最初の入院は、そのレイプ直後だった。)九年前のその性的暴行に関連した未解決のままの感情が、彼女が現在直面している危機の原因だろうかと考えながら、この心的外傷に対処するため、彼女がどのような努力をしてきたのかを私は理解しようとした。しかし、外来患者のときも、十一回の入院のときも、彼女はほとんど努力していないことがわかった。キーアは、レイプされたことについて男性には話したくないと私に言った。もしそれができるのなら、この心的外傷に対する治療的な挑戦における大きな障害、つまり彼女の痛みの原因を引き起こした男性というジェンダーに属するすべてのメンバーを疑い拒絶する傾向を乗り越えることができると、私は言った。私の言葉は彼女の心に届いたに違いない。なぜなら、今まで自分の感情をうまく抑制し、とても相互に影響しあう対話に参加していたキーアが、身体を揺らしながら重々しくすすり泣きだしたからだ。顔を膝に伏せて私に見せないようにして、彼女はとても長いあいだたぶん避けてきた痛みを感じていた。数分間は、私はひと言ふた言口を挟むだけだった。きっと長いあいだ隔てられてきた経験に彼女が近づきつつあるのを、妨げたくなかったからだ。

キーアは、その時点からほとんど話さなかったが、実際に話したことは身を切るような内容だった。彼女はレイプのことについては自ら進んで詳細を話さなかった。彼女は、品位を落とすようだと思っているその後の性体験について、無理やりではなかったが遠まわしに話した。強い罪悪感と自己報復の要素が彼女の言葉の中には確かにあった。「私の処女と純潔を返してほしい」彼女はすすり泣きながらそう言った。「無理だということは、わかってるの。もう失ってしまったんだから。自分のことはもうどうでもいいのよ」私はキーアに、今経験しているような気持ちにこれまでなったことがあるかどうか尋ねた。彼女はないと言った。私は、どれくらい乗り越えること、つまり、自分がレイプされたときに感じた痛みを否定してかわすために築いた防御を取り去ることができたのだろうかと思った。私は、この経験は変形させる力があるだろうか、彼女をレイプした犯人が九年前に彼女の中に植えつけ、そこから自分自身を解放するためにほとんど何もできていない感情の刑務所の外側で、もっと自分の人生を送ることが現在彼女にできるのだろうかと思った。

キーアの情動に気づくと、フロイト志向の観察者なら、彼女はその心的外傷に対処するのを避けるためにずっと使ってきた防御物を放棄することによって、その心的外傷を解除していると期待するだろう。もっと実存主義的志向の強い人なら、その感情の高まりは自己欺瞞という仮面をはがすものだと考えるだろう。その自己欺瞞とは、キーアがその心的外傷を乗り越える可能性を否定すること、そしてひょっとすると後の合意の上での性行為における自分自身の共謀に直面したがらないことの背後にあり、その行為を彼女は今卑しいと感じていた。ある程度まで、キーアは自己憐憫にもひたっていた。

キーアは現在、統合失調症であると診断されているので、私は精神病性の補償作用喪失の症状も注意深く探した。ひどくすすり泣いているあいだずっと、彼女はほとんど話さなかったが、その話は理性的であり、目的があるものだった。思考障害を示すものはなかった。彼女は妄想症になることもなかったし、この大きな痛みに触れることを手助けした私に対して恨みを示すこともなかった。それどころか実際は、彼女は重荷を背負うことなく、安心し、感謝しているようだった。彼女は、その日の早くに聞こえると主張していた命令する声がまた聞こえるとは言わなかった。境界性のダイナミクスの顕著な徴候も、解離の徴候も見当たらなかった。明らかに、キーアにはかなりの自我の強さがあり、しばしば補償喪失につながる強烈な感情のプレッシャーを受けているときでさえそうだった。

私は、自分自身と（ほしいと思っていたが、想像上の存在しない）赤ん坊を傷つけるように命令していると彼女が主張する声について、注意深く彼女に質問した。彼女の話では、その声はレイプされた十三歳のときからはじまった。ジプレキサを服用することは二ヶ月前にやめていたが、それは彼女が妊娠していることを希望し信じはじめたときだった。もっとも、その薬はその声を減らすために何の役にも立たず、声は絶えずではないが周期的に聞こえていた。「くたくたになったときに声が聞こえるの」彼女は言った。少しあとでは、彼女は「レイプのことを考えるときに声が聞こえるだけ」と自分の主張を限定した。彼女には、統合失調症圏障害を抱えている人の「感じ」はなかった。これまで私が関わってきた統合失調症患者のほとんどに見られた、かすかに奇妙な、あるいは奇怪なところがなかった。またこの疾患にかかっている患者によく見られる主要な否定的症状の徴候もなかった。私には、彼女が命を終えようとするのは、性的に誘発された心的外傷による麻痺が原因だと思われた。

キーアの統合失調症の診断は、おそらくその大部分は幻聴があるという彼女の報告に基づいていただろう。私には、彼女が聞こえると主張する声は疑わしかった。聞こえた内容について彼女にさらに強い調子で尋ねたが、彼女に幻聴の範疇に属する知覚の歪曲があったと私を納得させるものは出てこなかった。レイプされるということについて思い巡らすときだけ声が聞こえるということから、その声が幻聴なら（私は疑っていたが）、それはII軸障害にもたらされる可能性がとても高い大鬱病によって引き起こされたのだと私は考えた。彼女の本心が、彼女に「話しかけて」いたのだろうか？　彼女は自分が受けた性的虐待に共犯があったと思ったのだろうか？　彼女は「話すこと」に罪の意識があったのだろうか？

声が聞こえない多くの患者たちは、それが聞こえると主張する。注意を引くためにそう言う人たちもいれば、精神科のベッドに入るか精神障害の検査を受けるため、あるいは犯罪の刑罰を軽くするためにそう言う人たちもいる。また、精神科医の中には、臨床技術または幻聴を主張する患者に異議を唱える勇気のない、あるいは患者たちが自分の精神疾患ともっとうまく戦えるように障害を手に入れるのを手助けしたい、あるいはI軸診断をしそこなったことで訴えられるのをただ明らかに恐れている、その主張を額面どおりに受け入れる者もいる。このように受け入れることによって、患者が虚偽の症状について自らを欺くように信じて主張することや、間違った診断をかなり強化することがある。このような種類の強化が、そのような知覚の経験の間違った記憶を後ろ向きに作り上げることがあるだろうか？　また、こういった間違った記憶が、今度はこういった経験をしたとさらに主張する基礎になっていくのだろうか？　患者たち、特にパーソナリティ障害によって弱められ歪められた自我のある患者たち、あるいは解離する強い傾向のある患者たちが、権威ありげなメンタルヘルス専門の臨床医からわずかに勧められたあとで、声が聞こえると信じるようになったのを理解することは難しくない。

統合失調症あるいは双極性障害と診断された新しい患者たちがやってくると、多くの臨床医たちは、その診断の妥当性について疑いながらも診断を変えたがらない。自分の診断技術についての不安や、患者たちが神経遮断薬、非定型の抗精神病薬、あるいは気分安定薬の服用を中止されたあとで自分自身や他の人たちを傷つけると告訴されるということへの恐れが、このためらいの大きな理由である。私はしばしば緊急救命室で患者たちを診るが、それは特に物質濫用とII軸障害のある患者たち、統合失調症圏と双極性障害のある患者たちで、自分はそのような疾患はないと「わかっている」患者である。ときどき、こういう理由で、その患者たちは処方されたその神経遮断薬、非定型の抗精神病薬、あるいは気分安定薬の服用をやめるのである。その患者たちに診断を受けたときの様子を尋ねると、「医者がそう言った」という答えが返ってくるのが普通だ。

そしてそれこそが、どうして自分は統合失調症か双極性障害にかかっているかもしれないと思うのかと私が尋ねたときの、キーアの答えだった。彼女が過去に双極性障害の診断を受けたことの臨床的根拠を確立しようとして、私は躁病エピソードの症状について、彼女に細かい点に至るまで質問した。『DSM-IV』によると、双極性障害であると診断するためには、患者は少なくとも一度は躁病エピソードを起こしている必要があるからだ。キーアには、異常に陽気になる、誇大妄想的になる、あるいは怒りっぽい気分が少なくとも一週間はっきりと続く期間が、それまで一度もなかった。（それが起こらなかった）その週のあいだ、彼女は大げさでなかったし、いつもより睡眠時間を必要としないこともいつもよりたくさん喋ることもなかった。また、自分の考えが駆け巡るとか、自分が正常に機能できないところまで取り乱していると思うこともなかった。目的に向かうような活動が増えることもなかったし、悪い結果となる可能性の高い愉快な活動を過度に追求することもしなかった。『DSM-IV』の双極性障害の基準に適合しないのにもかかわらず、キーアはそうだと診断され、少なくともひとりの臨床医が、彼女の人生を九年間ほとんどだめにしてきた防御物に治療的に対処するという難しい仕事を、薬物でしか治療できない化学的不均衡の名目で避けることになった。

キーアは精神科病棟で五日間過ごした。二度目の妊娠検査も陰性だった。生殖器のヘルペスやクラミジアの診断を以前に受けていたが、これは陽性だった。キーアが妊娠できないのは、性病による卵管の損傷に関連があるのかどうか、そして、不妊に対する彼女の自責の念はこの可能性から由来するのかどうかと考えることもできる。彼女は、自分の身体が自発的な性的活動によって傷つけられ再び犠牲にされたと思ったのだろうか？（病院カルテにある彼女の私物リストには、鍵とコンドームの二つしかなかった。後者は、妊娠するためにそれほど必死になっている人間には奇妙に思われる。）また、そのような気持ちのために、彼女が十三歳のときに受けた性的暴行をあきらめて受け入れることがより難しくなるだろうか？

キーアは、二度目の妊娠検査が陰性だったという知らせに対してよい反応を見せなかった。入院三日目に、彼女は「神に罰を受けて」いるので死にたいとスタッフに話した。看護記録には、彼女が大声を出し、興奮し、脅迫的になったことや、自分の病室の家具を投げつけたことが記述されている。彼女はハルドールとイナプシンで鎮静させられ、隔離室で最低一日過ごした。あるカルテの記録には、「キーアは注意を引きつける機会をつかんでいる」と書かれ、別の記録には、彼女のことを「ものすごく注意を引く人物」と書いてあった。入院後に、キーアは罫線の入った黄色の紙にきちんと次のような手紙を書いた。

私は赤ん坊ができないので自分自身を憎む！　受精能力がないので妊娠できない。誰も私を愛さないし、気にかけることもないし、もしそうなっても、私はその人たちを押しのけるだけだろう。ぜんぜん生きていたくない。存在しなくなるために、心臓に痛みが必要だ。私の心臓が泣き叫んでも、私を含め誰もその涙を拭い取ることはできない！　唯一それができるのは神様だけど、私のことを罰するので、神様が憎い。最初はレイプのときだし、今は私がもっとも望む赤ちゃんを授けてくれない。神様は、私に幸せになってほしくないんでしょう。神様が憎い！　私自身が憎い！　あらゆる人たちが憎い！　できるだけ早く死ぬ必要がある！　私には目標があり、それは最終的に自分自身を殺し（この部分に幸福な顔が描かれている）、次にハンガーを取ってそれを私の膣に入れて全力で引っ張ることよ！　あっというまに、子宮、卵巣、卵管を自分で摘出できるわ。そうしよう！　そもそも、役に立たないもので何ができるというのよ。始末すべきだわ！

死に値するのに、なぜ生きるために努力するべきなの？

感嘆符が九個も使われている！　過度の感傷を通じて、キーアは自分の人生がどんな状態に至っているかを私たちに知らせている。彼女は、自分自身、世の中、そして神に対して腹を立てている。彼女は、自分の不妊をかわるがわる、レイプ（奇妙なことに、強姦犯についての非難は聞こえてこない）、自分自身、そして神のせいにしている。彼女はそれらのどれも許さず、それを変えることはしない。彼女は古い痛みから離れられず、古い痛みを毎日新しい痛みに転換するので、毎日が新たな苦しい試練である。キーアは、怒りや憤りを紡ぐようにして作った繭の中で生きている。彼女が犠牲になったということは、その犠牲者を重んじる社会にいつも強化されるが、犠牲者としての彼女のアイデンティティを認める以上にこの状況に対する報いを与えることはない。では彼女は、どのようにして自分自身に報いるのか？　自分自身の否定的な感情についてのひねくれた満足感、犠牲者でいることに伴う感情で報いるのである。その怒りは、とても「慰めになるような」もので「満足のいく」ものに違いない。

キーアが書くすべての文は、彼女をきわめて重要な存在にする。彼女は、満足のいく結果で終わらないと自分が考えるドラマの主要な登場人物である。彼女は、不妊になることで自分を裏切った身体に対して暴力的であると思い込む。彼女は、自分に子どもを授けようとしない臓器を罰しようとする。キーアは、このヒステリー性の連続ホームドラマ、彼女の人生という芝居の真ん中で生きている。彼女のカルテには、別のもっと手短な手紙が添付されていたが、それは神へ直接宛てて書かれたものであった。

神様、どうか私の罪をお許し下さい。どうか私をここから連れていって下さい、さもなければ私は自分でそうします。ああ、ここには何の生きがいもないので、私は逃げ出したい。一生のあいだ気分を害し、怒っていたい人などいない。これらの激しい内面の感情で死にそうなので、私は最後の手段をとりたい。絶え間ない静けさと永遠の離脱がほしいので、お願いです、どうか、どうか私を殺して下さい。

その手紙は「神に誓って。アーメン」と結ばれている。結びの部分の下には丸い顔が描かれているが、その口は「へ」の字になり、左の目からは涙のしずくが三滴落ちている。キーアが自らを傷つけるという恐れは、死のシナリオの案出というよりも、彼女のおかれた状況について自ら哀れむような芝居がかったふるまいであるように思われる。どちらの手紙にも精神病の徴候は見られない。キーアの病状は、大部分はII軸、つまり演技性パーソナリティ型のもので、ひょっとしたら心的外傷後ストレスの要素であるかもしれない。

面接後、精神科病棟へ付き添ってもらうのを待っているあいだ、キーアは不気味なほど静かで、艶かしく、無邪気になった。私はひょっとして、彼女は自分の性行為による心的外傷について経験したばかりの感情を処理できないことを認めていて、そういった感情から自分を救い出してほしいと私に訴えているのではないかと思った。これは典型的な演技性の病理である。『DSM-IV』によると、「演技性パーソナリティ障害に必要不可欠な特徴は、広範で過度な情緒性と人の注意を引こうとする行動である」。

キーアが入院中に担当した精神科の主治医は、統合失調症の診断は支持できないようだという考えに同意した。彼は、ジプレキサの服用を一時的に（抗精神病薬としてではなく、「自我への執着」を静めるように働くこの薬の能力のために）継続することを決め、また気分を安定させることを期待してデパコートも一時的に追加した。プロザックは中止した。ジプレキサもデパコートも、別々であれ一緒であれ、キーアの具合の悪いところには効果がなかった。それらは彼女を落ち着かせ、彼女の演技性パーソナリティという病的なダイナミクスの感情面と身体面の影響を制限することしかできなかった。中心的疾患から脱するというキーアの唯一の希望は、彼女を犠牲者にした（そして心の中で彼女を特別なものにした）防御物にどのように挑むかということや、彼女を舞台に上げ、病的でない人生を試みることのできる唯一の現場である道具的世界から離れさせているものに対して、どのように挑むかということを知っているセラピストと熱心に活動することである。

患者たちは、精神病の診断に相当する現在の基準に記されている行動もダイナミクスも示していないのに、精神障害があると言われることによってダメージを受ける。（『DSM-IV』が現在の基準であるが、疾病分類学的傾向がある臨床医たちの多くは、精神病理学とは何かを誠実に明確にしようと試みており、その診断的スキーマも考慮に値する。）間違った診断は、必然的に間違った薬を処方することにつながることが多い。たとえば、症状に対処してあまり副作用を起こさないようにするのに軽い精神安定薬で十分な場合に、神経遮断薬やもっと新しい非定型の抗精神病薬を処方するとか、抗鬱薬が効果をもたらす場合に、気分安定薬を処方するとか、あるいは治療的協力が試みられて最後までやってみる時間が与えられる前に、抗鬱薬が処方されるといったことである。間違った診断によって、患者とセラピストが実際の精神障害を構成する防御物に立ち向かうことを妨げられることがある。また、患者たちが、間違ったレッテルを貼られることで、まるでその病状が自分たちにあるかのように、考え、感じ、行動することを引き起こしたりすることさえもある。

私はそれから六ヶ月後に、再びキーアを診た。そのときの彼女の主訴は、腹痛と抑鬱状態であった。彼女は、退院後のフォローをしていた地域メンタルヘルスセンターで、精神科医がジプレキサやデパコートから切り替えて処方したリチウム、プロザック、リスパダールの服用を、二週間前にやめていた。キーアは私に、友人が銃を持っているので、その銃を手に入れて自分に対して使うと話した。彼女は明らかに取り乱して気落ちしており、精神科病棟に入院したがっていた。

声が聞こえるかどうか尋ねられると、キーアは最後に声が聞こえたのは二年前で、その声は彼女のことを売春婦と呼び、彼女のことを愛する人などいないと言ったという。私が推測するところでは、家族の誰か、たぶん母親が、キーアが数ある性体験のひとつを話したあとにそれらの言葉を彼女に浴びせ、その侮辱的な言葉が頭から離れなかったのだ。二年間声が聞こえていないというキーアの話は、自分自身と彼女の（存在しない）赤ん坊を殺せという声が聞こえるという六ヶ月前に面接で主張した内容をぶち壊すものだった。

キーアは入院させられ、精神科病棟で不安定な五日間を過ごした。彼女は怒りっぽく、汚い言葉を使い、鎮静剤の投与と隔離を要求した。彼女は、声が聞こえることも、自らを傷つける考えがあることも繰り返し否定した。緊急救命室での自分を撃つという脅しは、私は文字通り受け取っていないが、すぐに消えた。カルテには、躁病や軽躁病についての言及はなかった。診断は、大鬱病、反復性、重症、精神病性の特徴を伴わないものであった。キーアはスタッフに、ついこのあいだの性体験のあとに、骨盤が痛みはじめたと話した。

緊急救命室で二度目にキーアを診てまもなく、私はひょっとして、彼女の臨床的状況は、ドナルド・F・クライン〔米国コロンビア大学大学院医学系精神医学教授〕がヒステロイド・ディスフォリア〔ヒステリー様気分変調〕と呼ぶもの、つまり「拒絶された感情に応じて突然起こる憂鬱な気分の繰り返されるエピソードを含む慢性的非精神病的不安」という病的パーソナリティの型と一致するのではないかと思った。キーアの鬱病エピソードのうちで最悪のものの多くや行動異常は性体験後に起きたが、彼女はそれらの中にはレイプもあったと言い張った。キーアが明らかにしてきたのは、彼女がどんな性行為についても罪悪感で悩まされるということだ。彼女は、十三歳のときのレイプが原因で、再び心的外傷を負い、再び犠牲にされていると感じているのだろうか？　キーアにとってセックスとは、結局のところ、素敵で、純潔の、犯されていない自己を拒絶する行為なのだろうか？

クラインは、ヒステリー様気分変調の患者を次のように表現している。

その患者たちの普通の状態は、エネルギーに溢れた、芝居がかった、派手な、でしゃばる、誘惑的な、自己中心的な、あるいは過度に要求する行動に特徴づけられている。普通の気分は、開放的で積極的なことが多い。賞賛は、とても刺激的でやりがいがある。下手な社会的判断は、急いで理想化しすぎた不適切な愛を注ぐ対象によって特に反映されている。自殺をほのめかす脅しやジェスチャーは、鬱病エピソードのあいだによくあることで、社会的引きこもりや、皮膚を引っ掻いたり、焼いたり、つまんだりといった自己毀損する行為のようなものである。自殺を果たすということはまれである。

これはキーアをかなりうまく描写している。ひょっとすると、躁病と間違われたのは、彼女の「開放的な」気分で、そのようにして双極性の診断を受けたのかもしれない。

キーアのために何がなされるべきだろうか？　まず、彼女は性的虐待による心的外傷と、それに対するほとんど芝居がかった防衛に対処しはじめる必要があるが、なぜなら、それらが彼女の人生で、ある破壊につながってきたからである。同時に、彼女は症状をコントロールする薬で支えられる必要があるが、その症状とはおもに意気消沈、不安、動揺である。それが、彼女が継続管理を受けた地域メンタルヘルスセンターの精神科医や治療チームがやろうと試みてきたことである。その経過はずっと、辛いものだった。なぜなら、キーアは彼女のために用意されたプログラムに従いたくなかったからである。彼女はあまりに多くを要求し、自分がやりたいことだけを行い、あるスタッフに別のスタッフとけんかするようにけしかける。

キーアは、生物学的に起こされた化学的不均衡（双極性障害）のある人というよりも、（演技性）パーソナリティ障害のある人のような感じ方、考え方、振る舞い方を続ける。彼女は、I軸よりもII軸に、その区別が彼女の場合に臨床的妥当性を持つ程度まで、従っている。クラインのヒステロイド・ディスフォリアという考え方は、このはっきりしない対立をうまく和らげ、パーソナリティ構造と気分の精神病理をまとめている。

キーアの初期の性行為による心的外傷が彼女の脳の神経回路にどうにかして刻み込まれ、彼女がもっと普通の方法で考えたり、感じたり、行動したりする自由を（完全に無効にするのではないが）弱め、彼女をII軸へ傾斜させているのかもしれないということを否定するものはない。時が経つにつれて、適切な精神療法や肯定的な人生経験に応じて、キーアの異常な神経回路は「配線しなおされる」可能性があり、あまり異常でない神経基質やあまり異常でない生活をもたらす可能性もまた否定できない。

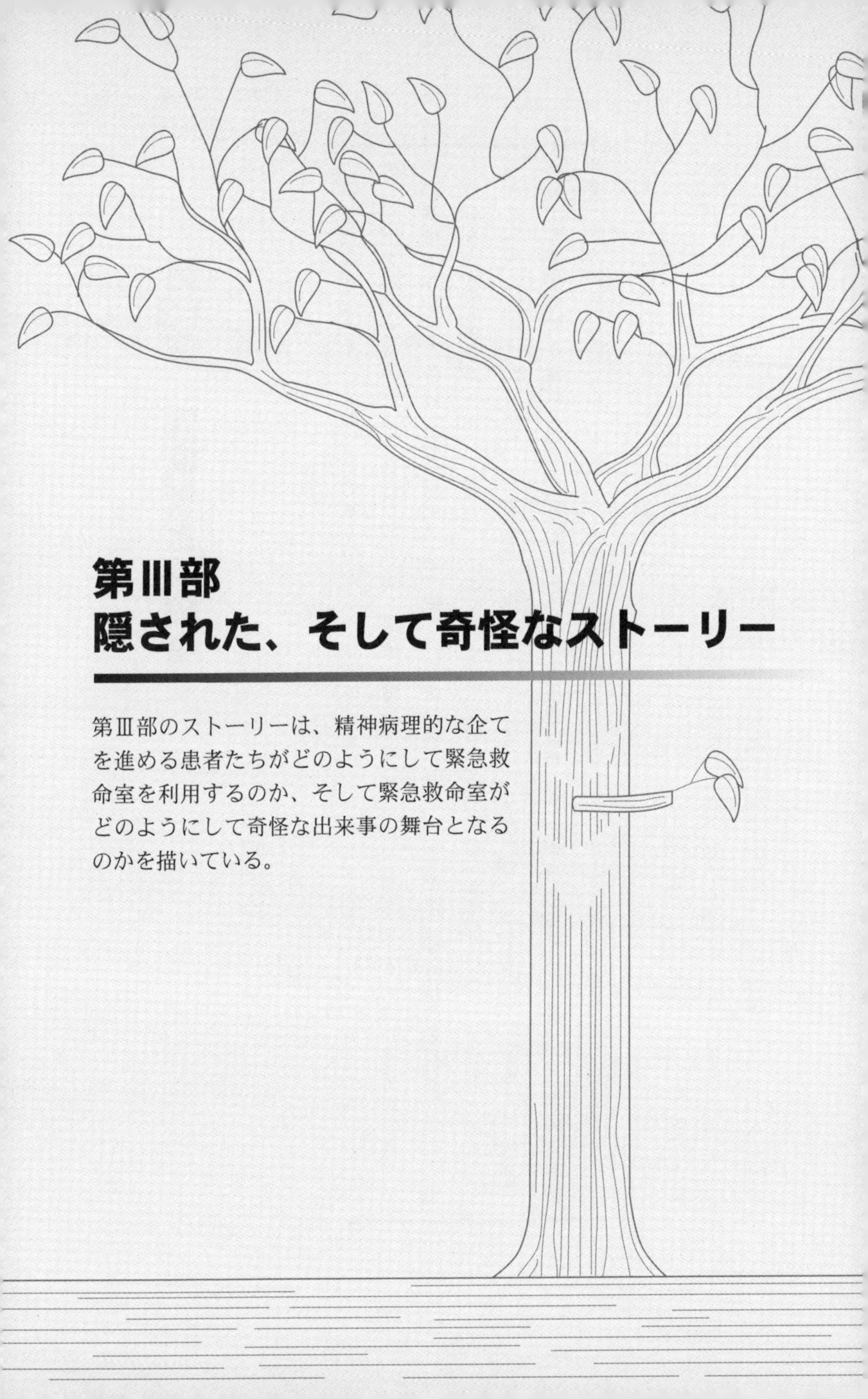

第Ⅲ部
隠された、そして奇怪なストーリー

第Ⅲ部のストーリーは、精神病理的な企てを進める患者たちがどのようにして緊急救命室を利用するのか、そして緊急救命室がどのようにして奇怪な出来事の舞台となるのかを描いている。

第13章　詐病者と操縦者

緊急救命室は、たとえもっとも基本的なレベルでさえも、どうやって生きていくのかがわからないため、面倒をみてもらいたい人たちが行き着く最後の場所であることが多い。そういった患者たちは、精神科病棟でベッドを手に入れる理由となる話を作り上げる。多くの患者は、精神疾患の症状、特に幻聴（「自分を殺せと言う声が聞こえるんです」）をでっち上げ、あるいは、しばしば偽って自殺を望んだり殺人を犯すことをほのめかしたりする。やれるものならやってみろと言われて退院予定を告げられると、怒り出して侮辱的な言葉を使う患者もいる。化けの皮をはがされた患者の多くは、まっすぐ別の緊急救命室へ向かって、同じことをやって、あるいはひょっとすると別のことをやってだまそうとする。

スタンがこの前入院してからここの精神科病棟にやってくるまでのカルテには、外来で彼を継続管理した精神科医のコメントが次のように書かれている。「患者は緊急救命室に姿を現して、軽躁病になったり落ち込んだりする『ラピッド・サイクラー』だと主張し、自殺したい、入院する必要があると主張するだろう。入院させてもらえなければ、彼は別の病院へ行って同じ話をするだろう。彼が自殺を試みると私が思ったことは一度もない。」

『DSM-IV』は「詐病」を診断だとは考えず、その行動をVコードと呼ぶ。Vコードは、不適応な行動が精神障害によるものであることがはっきりしない多くの状況に割り当てられる。もっともその機能障害は、臨床的介入を必要とするほど重大なことが多いのだが。

緊急救命室にやってくる詐病者のほとんどは、I軸かII軸障害の患者たちである。これらの障害は、ある意味で、患者に仮病を使わせたり操作させたりするかもしれないが、この行動は、たとえば、幻聴がほぼ間違いなく統合失調症の基礎となる神経の錯乱の現れたものであるのとは異なり、その障害がそのまま現れたものではない。『DSM-IV』は、詐病を「虚偽のまたはひどく誇張した身体的または精神的な症状を意図的に作り出すことで、外的な誘因によって動機づけられる」と定義している。私は、緊急救命室で診た多くの中から、もっともはなはだしい詐病者を三人選んだ。この選択は、これらの患者たちが緊急救命室にやってきた頻度だけでなく、要求したことのひどさに基づいていた。

四十四歳のルーシーは、妄想型統合失調症と診断された。彼女は、病的なほどに肥満で、余分の体重は胴体、臀部、大腿部からさまざまに丸くなって突き出していた。彼女は重そうに歩き、話し声の音域は低く、ゆっくりと間延びしており、知能が低いことを示していた（彼女は特別教育クラスで第十学年を修了していた）。ルーシーは、大学病院と提携したチームに継続管理してもらっていた。このチームのメンバーたちは、彼女がアパートを見つけたりお金の管理をしたりするのを手助けした。ルーシーは、これら有能で思いやりの気持ちのある臨床医たちが自分のためにしていることに、絶えず不満を持っていた。それどころか、そういう理由で彼女は緊急救命室に繰り返しやってくるのだった。あるときは熱心に忠告して、あるときは脅迫して、ルーシーは自分のために私たちに介入させて、自分が望むもの、たとえばもっと住みよいアパート、もっと多額の金銭、(彼女に近くに来てほしくないと思っている) 親戚の近くへの引っ越しなどを手に入れようとした。

ルーシーを継続管理するそのチームのメンバーは二十四時間待機していたので、彼女は昼だろうが夜だろうが、いつその人に連絡を取ってもらうよう緊急救命室のスタッフに頼もうが、何とも思っていなかった。午前五時三十分にはじまった面接のとき、ルーシーの私に対する最初の言葉は、「あのチームに電話して、私をもっとよく扱うように言って下さいよ。あの人たちは近頃、微笑んだり握手をしたりしてくれないんです」だった。彼女は本気だった。私は電話をしたが、ルーシーには市内中の緊急救命室へ同じ不満や要求を持ってやってくる習慣があるということを言われた。

ルーシーの妄想型統合失調症は、うまく抑制されているように思われた。彼女は絶えず不満を言っていたが、その不満は意地悪さとか感謝の気持ちのなさといったもので、妄想ではなかった。彼女に四度目の面接をしたとき、彼女は幻聴や幻視、そして妄想を否定し、思考障害の正式な徴候も示さなかった。彼女は再発するかもしれないとは、断じて言えなかった。他方では、彼女の統合失調症の経過は慢性的で、重大な否定的症状があり、彼女の行動は秩序を欠いていた。彼女の疾患のこれらどの側面も、彼女の詐病や操作を説明していなかった。ひょっとすると、彼女はこのように行動することを選んだが、それは生物学的そして心理学的基質が損なわれたことによるものだったかもしれない。
ルーシーが最近入院したのは、一年以上前のことだった。彼女は協力的で、ハルドール、コジェンティン〔抗コリン作動薬、抗パーキンソン病薬〕、クロノピンといった薬を服用した。2型真性糖尿病のためにグルコトロールも服用していた。ルーシーはＨＩＶ陽性だったが、エイズは発症していなかった。「セックスが原因で」そのウイルスに感染したと、彼女は言った。ルーシーが最後に緊急救命室にやってきたとき、私は彼女を評価しないということと、不満は自分を継続管理してくれている臨床チームに直接言うように話した。彼女はプロバイダーを変更し、私たちの病院の外来サービスで診てもらうことを望んだ。私は彼女に、そのサービスを受けるために必要な評価をしてもらう場合の問い合わせ先電話番号を教えた。しかし、ルーシーはどんなプロバイダーが彼女のためにしてくれるどんなことにも満足しないだろうと思った。

典型的な詐病者で操縦者として目立つ二番目の患者は、大卒で四十三歳のスタンである。一九七七年、スタンは妻が彼の元を去ってすぐに、誰にも目的を告げずに（おそらく当時友人はいなかった）、車で西方へ長期の旅に出た。彼の両親は私立探偵を雇い、その探偵がラスベガスのモーテルにいる彼をついに見つけだした。彼はこの町に連れ戻され、入院させられ、躁鬱病だと診断された。

スタンがどの程度「双極性である」のかを感じ取るために、私は彼が旅行中に高揚した気分がどんな症状だったかを尋ねた。彼は、自己概念がかなり誇大妄想状態だったことは認めたが、異常な生産性の期間があったことや、一睡もせずに数日間過ごすことができたことは否定した。彼は支払うべき額より多くの金を使ったことは本当にわかっていたが、「所持金よりは多くなかった」。スタンは当時ドラッグやアルコールはやっていなかったし、その後もそうだった。一九七七年以後、他に「躁病」エピソードは起こらなかった。

スタンは、自分は気分が軽躁病から鬱病まで数日から数週間続く周期で変わる「ラピッド・サイクラー」であると言い張った。彼は、シンスロイドだけでなく、リチウム、デパコート、リスパダールを服用していた。スタンは、その前の日に抑鬱状態になり、緊急救命室へやってくるまで数時間だけは自殺したい気持ちがあったと主張した。彼の入院は二ヶ月前のことで、二、三ヶ月前にこの病院に入院させられたときと同じ状態だよ」彼は説明した。彼の入院は二ヶ月前のことで、それは一九七七年以来四十回近く入院した（彼は一年に二回だと言った）中で、もっとも近いものだった。自分自身を傷つけるために何をするつもりかと尋ねられると、彼は「鋭利なもので自分を傷つける」と答えた。彼は、手首を切るために「ガラスの破片」を使うつもりだと説明した。彼は、まるでこの計画を本気で実行することを示すかのように、かろうじて古い傷跡が見える手首を私に見せた。「数年前に手首を切ろうとしたんだ」彼は説明した。

スタンは抑鬱状態であるような様子ではなかったし、そのような話しぶりでもなかった。睡眠も食欲も乱されていなかった。私が面接をはじめるために部屋に入ると、彼はジョゼフ・ウォンボー〔米国人作家、元警察官〕の警察小説を読んでいた。彼は愛想よく私を出迎え、微笑み、面接のあいだずっと冗談を言っていた。私は、彼の気持ちが憂鬱になり、自殺したくなった原因を尋ねた。彼は、静脈洞感染があること、仕事を探していること、生活しているグループホームのメンバーとうまくいっていないこと、そしてほんの前日に兄に引っ越し費用を出してもらうのを拒まれたことを理由としてあげた。

明らかに、スタンは精神科病棟に入院させられることを望んでいた。私は、もし入院させられなかったらどうするつもりかと何度か尋ねた。手首を切って別の病院へ行くということが、彼の考えている方法だった。

この時点で、その患者と彼の基準となる行動について知っている人物に連絡する必要があった。私は、スタンが二年間暮らしていたグループホームでケアを行なっている人に電話をした。彼は、スタンは問題があるといつも緊急救命室へ行ったと話した。そして、スタンが自分自身を傷つけようとしたことなど一度も知らないと付け加えた。私は、スタンが精神科病棟へ何度も入院したときに担当したことのある精神科担当医に電話した。「あなたが理解する必要があるのは」その精神科医は言った。「彼がとても操縦的だということですよ」スタンがこの前入院してからここの精神科病棟にやってくるまでのカルテには、外来で彼を継続管理した精神科医のコメントが次のように書かれている。「患者は緊急救命室に姿を現して、軽躁病になったり落ち込んだりする『ラピッド・サイクラー』だと主張し、自殺したい、入院する必要があると主張するだろう。入院させてもらえなければ、彼は別の病院へ言って同じ話をするだろう。彼が自殺を試みると私が思ったことは一度もない」

スタンは自分の使い古した企みにかけているようだった。緊急救命室から退院させられると聞くと、彼は予定していた行動を最後まで続けて、別の病院へ行って入院させてもらうと得意げに大声で言った。彼の話の言外の意味を読みとると、彼の現在のおもな目的は、彼の兄を操って自分が不満を感じているグループホームから出て、もっと自分の好みに合う場所へ移るための費用をもらうことだった。

スタンの「ラピッド・サイクリング」は、境界性パーソナリティ障害や演技性パーソナリティ障害に苦しむとても多くの人たちが乗る激しい感情のローラーコースターにすぎないかもしれなかった。スタンの詐病は、いくつかの症状をでっち上げたり誇張したりすることを含んでいたが、それはある程度大きな依存性パーソナリティ障害の特性があることに由来している可能性もあった。患者にとっては、双極性障害のような深刻で慢性的な精神障害の表情をして人生に向き合うほうが、まっすぐに向き合うよりも好ましいこともあるのである。

ルーシーとスタンは、緊急救命室の詐病者や操縦者たちという重要人物たちの中で安全な位置にいたが、もう一人の患者リッキーは、まさに忘れられない策略を使った。二十八歳のリッキーは、姉に緊急救命室に連れてきてもらったが、彼女は町の外からやってきていて、彼がまさに「弾丸が込められた兄の銃を食べる」ときに彼女が勝手に部屋に入ってきたと言った。ではどうしてリッキーはそれほど深刻な状態に陥ったのだろうか？　彼の話はこうだ。リッキー、彼の母親、双子の兄、そして姉が祖父の葬儀のためにアトランタに車でやってきた。アトランタを出て帰路に就こうとするちょうどその前に、リッキーは母親とけんかをして一人で帰ることに決めた。帰る途中で、兄が運転していたワゴン車が衝突し、全員が死亡した。リッキーの深い悲しみは、「俺が母親とけんかさえしなければ……」そして「俺が運転していれば、運転中に居眠りすることはなかったのに」というもので、兄がハンドルを握ったまま眠ったのだと、彼は主張した。

リッキーは、その悲劇を起こしたことで神に腹を立てていると私に言った。彼には、どうやって人生を生きていったらいいかがわからなかった。「双子の兄を失うことがどんなにつらいことかわかるかい？」彼は尋ねた（いかにも説得力がありそうなので、私はわからないと自ら認めるしかなかった）。

「俺たちは何をするにも一緒だった」彼は私に理解してほしかった。彼がそう話すのを聞く限り、彼は悲しみと罪の意識で呆然としていた。リッキーは私に、命を絶ついくつかの方法を考えていると言った。彼は入院させられることを望み、おそらく自分の破壊的衝動の結末から自らを救いたかった。

リッキーは十代のときからアルコールとコカインを大量にやっていたことを認めたが、物質濫用の治療は一度も受けたことがなかった（彼の血液毒素分析の結果は、コカインが陽性、アルコールが陰性だった）。四年前に、彼は双極性障害であると診断されていた。彼はそのとき入院させられ、二年後に再び入院した。（私はこの診断は臨床的事実によって保証されていなかったと思うが、それは物質濫用の人たちにはしばしば起こることであった。）リッキーは、「双極性障害」のために障害給付金を受けていた。どんな仕事をするのかと尋ねられると、彼は「裏庭で修理工をやっている」と答えた。

リッキーは、発作障害で、緊急救命室にやってくる一週間前までずっとニューロンチン〔抗痙攣薬〕、テグレトール〔抗痙攣薬〕、ゾロフト、ジプレキサを服用していたが、そのときそれらの薬が「なくなった」のだと主張した。「今飲んでるのは、バイアグラ〔勃起不全治療薬〕だけさ」彼はまるでそれが唯一飲む必要のある錠剤であるかのように私に言った。その薬はあるほかの薬と混ざると致命的になる可能性があるということを思い出させると、彼は答えた。「自殺のやり方をちょうど教えてくれたね」

リッキーが話していることは現実的でないが、ある程度の表面的妥当性もあった。彼は控え目にしていて、多くの詐病する患者たちがするように入院させられるよう求めることは決してしなかった。

「俺が緊急救命室にやってきた唯一の理由は、姉のためだった」彼は私に信じてほしかった。彼の話によると、この姉は彼がまさに「食べる」寸前だった銃を取り上げて警察署に持っていったまま、どこにいるかわからない。たぶん、彼女は車で一時間のところに住んでいて、リッキーを緊急救命室で降ろしたあとすぐに、自分の子どもたちの世話をするために車で帰宅したのだろうが、緊急救命室の誰も彼女の姿を見ていないし、彼女と言葉を交わしていなかった。リッキーは、彼女の電話番号も住所も知らないと主張した。また生きているきょうだいたちのどの電話番号も知らないと言った。「あいつらはみんなドラッグ中毒者さ」彼は私に言ったが、まるで私がそのきょうだいたちに連絡できる方法がないかのような口ぶりだった。彼が母親の家のものだと主張した番号、つまり、主張に従えば彼がその事故以来泊まっており、主張に従えば彼の姉がその日早くに「財産の贈与」について見るために行ったが、運よく彼の自殺未遂を阻止することになったその家の番号に電話すると、その番号は現在使われていないという録音メッセージが聞こえてきた。リッキーは、その日の早くには電話は通じていたと言い張った。「電話会社がちょうど回線を切ったにちがいない」というのが、驚いた彼の反応だった。これを聞いて、彼を担当する看護師は言った。「電話が土曜日に止められるはずがない！」

どんなに一生懸命やっても、リッキーの話を調べる方法はなかった。彼は、現在は一部自分のものだと主張する亡くなった母親の家に戻ることができると言って、私を安心させた。緊急救命室の担当医と同僚の看護師は、この話は実際にはあまりにうまくできていて本当ではないと思っていた。私も同感だったが、「(もし間違うとしても)用心しすぎるべき」〔第6章55頁参照〕夜かなと思ったので、近くにある病院の精神科病棟に彼を入院させた。二日後、彼を担当している精神科医に電話をしてみた。「リッキーの家族が自動車事故で全員死亡したのは、これが二回目なんですよ」彼女は言った。「彼は地元紙に掲載された話を使ったんです」その言葉は、この「惨事」が、長期にわたるドラッグ中毒によって間違いなくもたらされたホームレスの状態に対する解決方法として精神科病棟のベッドを彼に与えたのは、これで二度目であるということを意味していた。私はその精神科医に、リッキーはアカデミー賞クラスの演技を見せたと思うと言った。しかし、演技にはすべて終わりがあり、彼女はこの演技にどのようにして幕が下りたかを話した。「リッキーは、自分の話をそのまま維持することが困難だったのです。昨日、彼は病棟から母親に電話しました。今日彼を退院させます。彼が私に要求した唯一の薬は、バイアグラでした」彼がそれを手に入れることはなかった。

これまでにも患者たちにぶちのめされたことはあったが、この患者のことを考えると、今でも私たちは気分が悪い。

第14章「ダンプ」

メリーランド大学精神医学科で研究員として勤務しているあいだ，次のちょっとした教えを身につけた。「精神科では，真の緊急事態はほとんどない」この言葉の重要性が痛切に感じられるには，緊急救命室で精神科の患者たちを数年評価する必要があった。実際は，緊急救命室で働く私たちは，必ずしも退屈ではないがパッとしない症例を扱って自分の時間のほとんどを使う。自分たちが目にすることをよりよく理解するために，繰り返し耳にするような種類の話のためにカテゴリーを設けるのが役に立つ。たびたび見かける「ダンプ」［「捨てる」という意味］は，よく知られているカテゴリーの一つである。ダンプとは，ほかの人に対して世話をする責任のある人が，もはやその責任を負うことができない，あるいは責任を負いたくなくなって，その人を緊急救命室へ連れてくるときに起こる。あらゆる種類の臨床医たち，小さな子どもの親たち，年老いた親を抱える子どもたち，老人ホームのスタッフたち，そして警察官たちが，このダンプという行為のほとんどを行なう。

この症例の真相を究明してその状況をうまく処理するのに三時間かか

っていたので、マーシャは自分の操作をもはや価値のない状態にするために、まるで私たちからもう十分に時間を手に入れているかのように思った。

この最初のストーリーは、ダンプによって、緊急救命室がその患者の最高の利益を第一としない計画に引き込まれていくことがあるという様子を示している。三十八歳のロジャーは、十九歳のときに双極性障害の診断を受けた。彼は二十回ほど入院させられたが、ここ四、五年は安定していた。彼は毎週、精神科医とセラピストに診てもらっていた。彼の薬はトリラフォン［抗精神病薬、制吐薬］とパメロール［抗鬱薬］で、処方どおりに服用していた。

ロジャーは、彼の母親からの緊急要請によって緊急救命室へやってきた。減少した睡眠時間、高まった興奮、そして脅迫的行動が、緊急救命室での評価が求められた理由だった。ロジャーは、その要請で主張されていることに対してすぐに異議を申し立て、緊急救命室に連れてこられる原因となった家庭での衝突を引き起こしたことについて否定した。彼は、毎晩いつものように六時間から八時間眠り、食欲も十分あるので、体重は減っていなかった。彼は心配顔で不安そうだったが、「変な」感じはするものの、ふさぎ込んでいることは否定した。彼は以前に躁病エピソードのために入院しなければならなかったことは言い表すことができたが、現在は、「自分は重要人物だと思っている」のような誇張を含む、近いうちに再発することを特徴づける躁病的な症状は示していなかった。彼には、自分自身や他の誰かを傷つける考えはなかった。

ロジャーの話し方は、はっきりしていて、話し声の大きさやスピードは普通で、目的のある内容だった。病識はしっかりしていて、自分の慢性的精神疾患の性質を理解しているようで、緊急要請の細目に対していかにも本当らしい意見を述べていた。彼の判断力は正常だった。治療に素直に従い、緊急救命室での評価に積極的に関わった。血液毒素分析の結果、アルコールとドラッグの濫用は否定された。

ロジャーは、最近六年間は母親と一緒に暮らしていた。彼の障害者調査を住宅ローンの支払いに役立つよう使うために、自分と同居することを、彼女が主張したのだった。母親は最近再婚していたので、別の息子が入ってきて家族が大きくなったことで新たな衝突が生まれた。ロジャーが家を出ていくことを提案すると、気持ちが高ぶって、九一一番の緊急電話番号に電話して緊急要請をする引き金になった。家庭で起こっていたことにもかかわらず、彼はそこへ戻りたかった。電話で母親に連絡することができなかったが、ひょっとして彼女はわざと連絡がつかなくしているのではないかと思った。ロジャーを担当する精神科医とセラピストには連絡できた。二人とも最近彼を診ていたが、再発の徴候には気づいていなかった。私は、新しく暮らす場所を探すことについてこれらの臨床医たちと相談するように勧めて、その患者を退院させた。金の動きに注目することが、このダンプを理解する鍵であるかもしれない。

緊急救命室には、警察官たちもダンプしていく。逮捕され、自らを傷つけると脅迫したり身振りで示したりして、評価のために私たちのところへ連れてこられる人もいる。たいていの場合、その人たちの動機は見えすいているので、退院させられて看守たちがいるところへ戻される。そういったケースでもっとも忘れられないものの一つは、売春やドラッグの取引のために使われる悪名高い場所の大通りで客引きをしているところを見つかったあと拘留された十七歳の少女だった。彼女が自殺することを考えていると話すと、警察は彼女を緊急救命室へ連れてきた。

マーシャは病院で、危機チームのソーシャルワーカーに、その日早くに評価を受けていた。自分自身や他人を傷つける恐れはないと判断されたので、彼女は警察へ戻されて拘留された。二度目に留置所に入っているとき、マーシャは警察官の目の前でブラジャーを首に結びつけて、その下着を使って首を吊るつもりだと言った。その脅迫のため、彼女は二回目の評価のために緊急救命室へ戻され、隔離された。

この患者との面接は午前二時三十分にはじまった。すぐに、彼女が腹を立てていることに気づいたが、それは物質濫用者が中毒の結果のことでとがめられる場合によくあることだった。マーシャは断続的にしゃべり、質問に対してほんの短くしか答えない場合と、答えることをまったく拒否する場合があった。彼女は、一日に二回面接されることに特に憤慨しており、私に対して攻撃的な態度を取った。気分の細目を話し合うことを拒んだが、幻聴と幻視の経験についてははっきり否定した。彼女の話し方や態度に、精神病性のプロセスを示すものは見られなかった。

マーシャは、その日一袋十ドル相当のコカインを四袋吸ったことを認め、そのドラッグを数年間使用してきたと言った。以前に四年間精神科病院に入院したことがあったが、彼女はその理由を明らかにすることを拒否した。現在のところ、外来で精神科の治療は受けていなかった。「コーク［コカインのこと］中毒のために売春やってるんだ」彼女は困惑や後悔の気配も見せずに、結局私に話した。「生きがいがないから自殺したいわ」ほぼ二時間、マーシャは命を絶ちたいという主張にこだわり続けた。彼女は、もし拘置所に戻らなければならないのなら、ブラジャーを使って首を吊るつもりだと言った。私には、この脅しは明らかに問題外だった。しかし、彼女は警察官たちに向かって大声でその脅し文句を言ったので、私たちは彼女を退院させることができなかった。警察官たちは数時間忠実に緊急救命室に残り、その後状況が膠着状態になると、自分たちの所轄本部へ戻っていった。

逮捕後、警察はマーシャの母親に連絡した。彼女は、書類に署名して未成年者である娘を釈放するために警察署に来ることを拒否した。刑務所で服役するか精神科施設で数日過ごすかという選択が頭から離れなかったので、この患者は刑務所を避けるために言う必要があると思っていることを言っているのだと、私は確信していた。私は彼女の母親に電話をした。彼女は私に、娘は自分自身を傷つけるようなことは一度もしたことがないが、ストレスがたまってくると、間違いなく今回のように、それをやるとしばしば脅迫するのだと言った。

もしマーシャがコカイン中毒の治療を受けると約束したら（この中毒患者が喜んで生活を大きく変えると考える理由などなかったのだが）、その日の遅くに娘の話を聞く機会にやってくる気持ちがあるかどうか母親に尋ねてみた。母親が即座にそうすることに同意したので、私は驚いた。私は、図に乗って裏切られ、裏切った人のためにはもう何をすることも拒否するドラッグやアルコール濫用者たちの親、親戚、大切な人たちとしばしば緊急救命室の中で話をしてきた。母親の援助の申し出を告げると、マーシャはすぐにそれを受け入れ、自分自身を傷つけるという脅しをやめた。

午前五時三十分に申し送りを終えた。この症例の真相を究明してその状況をうまく処理するのに三時間かかっていたので、マーシャは自分の操作をもはや価値のない状態にするために、まるで私たちからもう十分に時間を手に入れているかのように思った。警察官たちが戻ってきて、彼女を拘置所に連れて戻った。一日に二度、彼女は警官たちを操って自分を私たちのところへダンプしに来させた（が、警察官たちはただ規則に従っただけで、やるべきことをやっていた）。少なくとも、私たちは操られて彼女に精神科病棟のベッドを与えることはしなかった。あの母親が手助けすることに同意しなければ、そうなっていたかもしれないが。

精神疾患のある患者たちを緊急救命室にダンプするのは、家族や警察官たちだけではない。医師たちもそうするのだ。三十代半ばの女性シャロンは、担当の精神科医からの緊急要請で警察官に連れてこられた。シャロンは、自宅にいるその精神科医に数日間繰り返し電話をかけ、やめるようにという頼みを無視した。緊急救命室では、警察官によってアパートから連れ出されたことに、彼女は興奮して腹を立てていた。彼女が自殺を望んでいるとか、自分の担当医を（困らせるのとは反対に）傷つけたがっているという徴候はなかった。シャロンは、大声で叫びながら、入院は必要ないから帰宅しなければならないと言い張り、退院させないのなら私たちを訴えると脅迫した。

私がその精神科医に電話すると、彼女はこの患者が自分を困らせて、入院させるよう言い張ったのだと話した。実際に、その精神科医は困らせられてうんざりし、自分を困らせているその張本人を懲らしめてやりたいと思った。この誰が見ても明らかに境界性の患者はつらい経験をし、自分の担当医を嫌な目に遭わせていたが、それは境界性障害の患者たちがしばしばすることであった。私の選択は、シャロンを精神科病棟に収容するか、彼女を自由にすることだった。その精神科医をさらに困らせないように彼女の自由を奪い取ってしまうことには、人が納得するだけの根拠がないように思われた。その精神科医には共感したが、患者を支持し、シャロンを帰宅させた。不必要な精神科への入院でもめることによって、彼女が「あからさまに怖がる」ことをただ望むしかなかった。

第15章「スタンブル」

緊急救命室のストーリーでもう一つ分類に値するのは、「スタンブル」［「へまをする」という意味］である。この隠喩は、患者の多くが私たちのところへやってくる様子について、きわめて重要なことを表現している。慢性的な精神疾患を抱える人が、秩序を欠いたあるいは異様な感じで行動し、怯えて、そして緊急救命室へ向かうときに、スタンブルは起きる。警察官たちは独力でまたは内報に基づいて行動するのだが、それがたくさんのスタンブルを引き起こす。多くの場合、脅しは本当というよりも思い込みによるものである。たいていの場合、こういった患者たちは安心させられ、方向を変えられて、退院させられるだろう。精神的に病気でない人たちもまた、スタンブルによって緊急救命室へやってくる。（私の知る限り、スタンブルという分類は、これまで指定されたことがないので、緊急救命室の知識の一部になるのなら光栄である。）

帰るための金もなく家からかなり遠いところにいるだけでなく、一ヶ月間薬を服用せずに、元恋人がいるはずのところで見つからないという新たなストレスで、この統合失調症の患者は、たぶんつかのまの軽い補償作用の喪失を経験したのだろうが、いったん安心させられて緊急救命室のスタッフに必要なものをそろえてもらうと、それはすぐになくなってしまった。

私は、この三十二歳の女性のスタンブルを痛ましいと思う。バーバラは、彼女の恋人やその彼の家族と暮らしていた。この日、かなり離れたところに住んでいて長いあいだ会っていないかつての恋人を訪ねようと思い、彼が住んでいた家に歩いて行ったが、彼女は彼が引っ越してしまったと聞かされた。バーバラはそのとき、あまりに落胆し疲れ果ててしまい、歩いて帰宅できなかった。「九一一に電話したんです」彼女は面接のとき私に言った。「心配になってきたのよ。家に帰るのに必要なお金がなかったの」バーバラは、警察官に車で送ってもらうことを期待した。間違いなく自分のことを重要に考えてもらえるように、バーバラは応答した警察官に、自殺したいと話した。その警察官は、緊急要請の書類を記入したあと、バーバラを自宅へ連れて帰らずに、緊急救命室へ連れてきたが、たぶんそこは彼女がその日もっとも望まない場所だったであろう。

統合失調症だと診断されたので、その患者は定期的に地域メンタルヘルスセンターで精神科医とセラピストに診てもらっていた。彼女はハルドールとコジェンティンをずっと服用していたのだが、それらを飲むと誇大妄想的な感じがすると彼女が主張したために、一ヶ月前に服用を中止していた。

バーバラは、自分が何者なのか、自分のいる場所、そして日付はわかっていた。しかし、彼女はほうっとし、悲しそうで、しかも子どものように無邪気に見えた。彼女はゆっくりと話し、もっとも基本的な質問に答える前でさえ、はっきりとためらった。どんな言葉も彼女の側で多くの努力が必要だった。気分を表現するように頼まれると、バーバラはふさぎ込んでいると言ったが、体重の減少だけでなく、睡眠や食欲が妨げられることは否定した。幻聴も幻視もなく、表面的な思考障害の徴候もなかったし、彼女は誇大妄想的な感じもしていなかった。バーバラは、自分自身または誰か他の人を傷つける意図も計画も断定的に否定した。彼女は、ドラッグまたはアルコールを濫用したことも一度もなかった。

私がバーバラに、次はどうなってほしいか尋ねると、彼女は「帰宅するために車に乗せてほしい」と答えた。(こんな単純な目標を達成するために、彼女自身と私たちに、何てつらい思いをさせてきたんだ！) 私は、一般身体的な面で彼女は大丈夫であると判断した医師助手に、彼女は間違いなく退院できると言った。この普通に落ち着いていて有能な医師助手は、まるで私の頭がおかしくなったと思っているような顔で、慎重に「えっ何？」と尋ねた。その医師助手との面接のあいだ、それは私の面接の少なくとも一時間前に行なわれたのだが、バーバラは異様に振る舞い、役立つ情報はほとんど提供しなかった。その医師助手は、彼女が精神科のベッドへの道をたどっていると確信した。私はその医師助手に、もう一度バーバラのところへ戻って話をしてみることを勧めた。二度目の面接のあと、その医師助手は、その患者が帰宅することに同意した。

帰るための金もなく家からかなり遠いところにいるだけでなく、一ヶ月間薬を服用せずに、元恋人がいるはずのところで見つからないという新たなストレスで、この統合失調症の患者は、たぶんつかのまの軽い補償作用の喪失を経験したのだろうが、いったん安心させられて緊急救命室のスタッフに必要なものをそろえてもらうと、それはすぐになくなってしまった。私がバーバラに、普通とは違う感じがするかどうかを尋ねると、彼女は「二、三週間前と同じ人間のような気持ちよ」と答えた。（彼女はその頃はほとんど、恋人やその家族と暮らしていたアパートでテレビを見て過ごしていた。）私がその恋人の父親に電話すると、彼はバーバラを連れて帰ることに同意した。

次のスタンブルは、悲痛なものと表現することしかできない。二十三歳の男子大学院生アンディは、彼の恋人とその元彼氏との言い争いのあいだにベレッタ［拳銃］を取り出したあと、緊急要請で警察官たちによってちょうど真夜中過ぎに緊急救命室へ連れてこられた。この事件のその他の登場人物二人は驚いて九一一番に電話した。「僕は、銃が装填されないように、銃身を滑らせるように戻しました」アンディは私に言った。（それは本当ではなかった。どうして拳銃がたまたま手元にあったのか、あるいはそんなに感情的に激しいときにそれを取り出したのかについて尋ねなかったことを悔やんだ。）

その若い男性は、これらのことがすべてどのようにして起こったのかを説明しなければならないことについて、明らかに疑念を抱いている状態だった。アンディはうつむき、涙ぐみながら話した。どんな気分か尋ねられると、冷静に控えめな皮肉をこめて、彼は「今は極端に幸せな気分ではないよ」と答えた。睡眠は十分だったが、彼の食欲は落ちていたし、最近二ヶ月間で体重が約十ポンド［約四・五キログラム］落ちていた。一年前、アンディは有名大学を卒業して、公衆衛生の分野で大学院のコースを履修していた。彼が「優柔不断」と呼ぶ状態ではあったが、大学生活はうまくいっていた。明らかに、鬱病の症状があったが、全体として、大鬱病というより適応障害のように思われた。

JCLS 88002-166

アンディには精神疾患の病歴はなく、アルコールは飲むが、ときどき適度に飲むだけで、不法ドラッグの使用は否定した。彼は私に、ベレッタを取り出したときは、自分自身もその口論に関わった他の二人も傷つける意図はなかったと納得させた。今アンディが望んでいるのは、家に帰ることだった。「人生をやりなおしはじめる必要があるだけだよ」彼は、口先だけで唱えているのではないと思わせるように言った。

私はアンディに、別の州に住んでいる両親に電話することを勧めたが、彼は聞き入れなかった。彼は保険に加入していなかったので、私は彼に地域メンタルヘルスセンターを紹介したが、そこで彼は小額または無料で診てもらうことができた。午前四時三十分だったので、私はアンディにタクシーチケットを与えたが、彼は数ブロック離れた彼のアパートまで歩いて戻ることを選んだ。私には、このまじめな市民がほんの数時間前に警察に手錠をかけられて連行された建物のロビーに入るときに何を感じるだろうか、あるいは、この晩が終わったら同じ建物に住んでいる恋人に向かって何を言うだろうかと想像するしかできなかった。

ダンプとスタンブルは、私たちが緊急救命室の中で対応することの基本である。ダンプされている患者たち、あるいはスタンブルしている患者たちを見分けることによって、私はその患者たちのストーリーを、私がこれまでに聞いたり、処置したり、学んだりしてきた類似したストーリーに結びつけることができる。この経験から導き出しながら、私はその患者たちが必要とするものをだいたいではなく、ちょうどうまく与えることができるのである。「真の緊急事態」ではないが、ダンプとスタンブルは、本当の治療経験の機会になる可能性がある。

第16章　殺人と身体傷害、かもしれない

緊急救命室の中で精神科が扱うもののほとんどは、不必要な訪問、いつもの精神科救急（そのほとんどは本当の緊急事態ではない）、あるいは本当の人間の悲劇に分類できるだろう。四番目のカテゴリーは、奇怪な患者たちと呼ぶことができるかもしれない。奇怪な患者について、臨床医は、何が実際に起こっているのか確信が持てず、探り出す方法がないことが多い。緊急救命室の中で実証することや反証することのできない奇妙なストーリーに直面して、そして治療的対応や手配をするよう要請されて、臨床医は精神医学が提供しなければならないことの限界に直面しなければならない。

誰かが、もしかすると警察官が、前の晩の暴行のため彼を追跡していたようだった。多くの人たちが、自分たちの行動の結果から逃れるために緊急救命室にやってくるので、私はひょっとしてジュアンがそれをやったのではないかと思った。しかし、彼が通りから抜け出すためだけに殺人をでっち上げるのは、筋が通っていなかった。

ジュアンは、服を着たままストレッチャーに腰掛け、両脚をぶらぶらさせていた。九月後半の暖かい日で、彼はそれに合った服装をしていた。シャツは袖をまくり上げ、胸が半分見えるくらい前が開けてあった。彼は短パンをはいていた。厚手のブーツだけが季節はずれに見えた。

二十八歳のジュアンは、南太平洋からやってきたばかりであるかのように見えた。端に沿って白い格子縞のついた濃い青色のバンダナで髪を覆い、後頭部で結んでいた。金属製の十字架、コロニアル風ドアの錠に使われるような大きな鍵、そしてその他の小さな飾り物が、彼の首に掛けてある紐に下げてあった。ジュアンは、海賊のように見えた。ストレッチャーに腰掛けて、彼は持ってきた装丁してあるノートの白紙の頁に十字架に見える物を注意深くスケッチした。

「精神科の助けが必要なんだ。答えがほしいんだ。どうしてこんな具合に感じるんだろうか？」それが、ジュアンが私に言った最初の言葉だった。それから、彼はこう話したのである。十一ヶ月前、彼と親密な関係にあった女性が彼に、もしジュアンが彼女を虐待している男性を殺したら、彼と結婚しようと提案した。ジュアンにとって、それはわかりやすい提案だった。彼はその男を殺害し、その女性の助けを借りて、市街地から離れた田舎に埋めた（その海賊には隠された宝物があったのだ）。ジュアンの視点からすると、唯一問題なのは、彼がその契約における自分の役割を果たした三日後に、それを提案したその女性が彼を捨てたということだった。

ジュアンは見たところ、その恋人の裏切りを乗り越えることができていないようだった。四ヶ月前、彼は自らナイフで右前腕部に加えた重傷の治療のために、緊急救命室にやってきた。彼は内科病棟に一日入院させられた。彼は自分自身を傷つけるつもりだったと言ったが、今はそうする気持ちがあることは否定した。しかしながら、彼は元恋人と性的関係にあると自分が思っている人は、誰でも傷つけるつもりだと言い張った。彼は私に、前の晩に彼女と性交渉があったと確信している男の両脚をへし折ったと言った。彼は、その女性自身を傷つける意図や計画は否定した。

ジュアンは、市の中でも彼が「別の地区」と呼ぶところで育った。「僕には家族はいない」彼は私に言った。彼は九年生修了後に、しばらく建設現場で働いた。ときどき、彼は臨時の雑用をした。彼は近くの、市の労働者階級が生活する地区に住んでいたが、数日間部屋に戻っていなかった。ジュアンは、暴行殴打、家宅侵入、保護観察違反を含む罪で、十回刑務所に入れられたことがあると認めた。彼は目下、保護観察中だった。

ジュアンの健康状態は、彼が「喘息についてのちょっとした問題」と呼ぶもの以外は良好であった。彼は薬を服用していなかった。精神疾患の病歴も否定した。(自分の腕を刺して緊急救命室でその傷の治療を受けたあと、どうやって精神科の評価を免れたのかがわからない。) 彼は約十年間、「スピードボール」していた。つまりヘロインとコカインを混ぜた物質を、一日六十ドル分までやっていた。彼はその前日に少量のヘロインとコカインを使用したことを認めたが、血液毒素分析の結果は陰性だった。

ジュアンの話を聞くと、彼はこの市には知り合いがいないことがわかった。家族も友人も精神疾患の病歴もないので、彼の話を確認することは不可能だった。誰かが、もしかすると警察官が、前の晩の暴行のため彼を追跡していたようだった。多くの人たちが、自分たちの行動の結果から逃れるために緊急救命室にやってくるので、私はひょっとしてジュアンがそれをやったのではないかと思った。しかし、彼が通りから抜け出すためだけに殺人をでっち上げるのは、筋が通っていなかった。

ジュアンは、精神病性の症状がこれまでに出たことはないと言い、面接中に精神病の徴候は見られなかった。彼の思考の流れは正常で、思考内容は合理的だった。彼の奇怪なストーリーを証明することはできなかったが、それを信じたいと思った。

ジュアンは本当に途方に暮れて面倒な状態であるように見えたが、それは契約における自分の役割を果たしたのに、当時の恋人が自分の約束を守らなかったからであった。「どうやったら彼女はこんなことができるんだ？」彼は驚いて尋ねた。まるでそのような裏切りの可能性さえ理解していないかのようだった。それが、彼が言うには、緊急救命室にやってきた理由だった。「心理学者と精神科医たちは、人々のことを理解してくれる」彼は言った。「僕はこのことを理解するためにここに来たんだ」

ジュアンが認めたような罪悪を受け入れる人が、別の人がどうして自分を裏切るのかを理解できないということが信じられない。（愛情とはそれほど盲目的なのだろうか？　そうなのであろう。）もしかすると、ジュアンは社会病質者で、自分あるいは他人の罪悪という概念を持たないかもしれなかった。一人の男性を殺し、別の人に重傷を負わせたことについての後悔あるいは自責の念を表す徴候が面接中に見られたときはなかった。焦点は彼自身の痛みだけにあった。

面接を終えると、私は部屋を出て電話を数本かけにいった。戻ってくると、ジュアンはさっきはじめた十字架を描くことを終えようとしていた。元恋人の名前が、十字架の横の棒に注意深く書かれていた。「ＲＩＨ」が縦の棒の、彼女の名前より上に書かれていた。彼は私に、「地獄で眠れ」を意味していると言った〔レスト・イン・ヘルの頭文字から〕。（私はこの場合、普通ならＲＩＰ、つまり「安らかにお眠り下さい」〔レスト・イン・ピースの頭文字から〕を思い出す。）十字架の一番下は、先のとがった杭のように鋭くなっていた。明らかに、これは墓標を描いたものだった。

ジュアンは、緊急救命室から退院させられなかった。彼がやったと私たちに話したことを考慮すれば、彼が次に何をするか誰にも予測できなかった。当直の精神科医は、ジュアンを入院病棟に受け入れることについてためらっていた。これは彼が言うように、彼にとって「はじめての殺人者」で、私にとっても同じだった。私たちは警察に電話することについて話し合ったが、そうすることの倫理について思いをめぐらせた。疑念が残ったにもかかわらず、ジュアンは署名してその病棟に入院させられた。彼は私たちに、明らかに好きだった女性のために殺人を犯したのに、彼女が自分と結婚するという約束を守ってその親切な行為に報いてくれなかった理由を、自分が理解する手助けをしてほしいと再び言い張った。その精神科医は、最終的に警察に連絡を取った。警察は、ジュアンが犯したと主張する犯罪を立証することができなかった。

第Ⅳ部
一般身体疾患的要素のあるストーリー

第Ⅳ部のストーリーは、精神疾患症状が生理学的問題によって引き起こされている患者たちについてのもので、精神医学には一般医学に根ざす部分があることを思い出させてくれる。

第17章　なぜこの統合失調症患者には人の声が聞こえているのか？

緊急救命室にやってくる患者の多くは、多数の薬を服用中である。三つ、四つ、五つ、あるいはもっと多くの精神疾患治療薬がカルテの看護記録に挙げられているのを見るのは珍しくない。しばしば、その他のいくつかの薬が、喘息、高血圧、糖尿病、甲状腺機能低下症のような一般身体疾患の問題のために処方されている。そのような多くの薬が混ぜ合わさるとき、あるいはつきつめて言いかえると、二つだけの薬が混ざるときに起こる生理学的反応を、どのようにして知ることが期待できるのか？

もしジムがあと一日か二日緊急救命室へやってくることをしないで待っていたなら、たぶん人の声がまた聞こえることはないと自分で確信できたであろうし、入院することも避けられたであろう。しかし一方では、私たちはこの興味深い患者に会い、短い入院期間を通じて彼に注目する機会はなかったであろう。そして、幻聴からこの長い年月のあいだ解放

JCLS 88002-166

されていたあと、どうして彼に人の声が再び聞こえるようになったのかということについて理解する機会を逃していたであろう。

ジムは、私が緊急救命室で関わってきた中で、もっとも思いやりのある患者かもしれない。私が自己紹介をする前にもう、彼は自分には当面やっかいな事柄はないので、すぐに私を必要とすることはないと私に話した。十一号室で彼は待っていたのだが、私がオフィスに出入りするのをよく目にしていたので、彼は私がその夜いかに忙しいかに気づいていた。

ジムの外見からは、急性の問題は何も窺い知ることはできなかった。それどころか、すべての徴候は、慢性であることを表していた。顔は、長年深刻な精神疾患を患ってきた人たちに見られる、やつれて元気のない表情だった。その顔に表情は浮かぶが、その瞬間に一致したものではなかった。まるですべての出来事を切り抜けるために人なつっこくニヤッと笑って見せているかのようだった。

ジムは四十六歳だった。彼は二十二歳のときに統合失調症と診断され、三年間、州の精神科施設に入院していた。彼が最初に病気になったときに聞こえた声はソラジン〔抗精神病薬〕によって根絶された。彼は今でもその薬を服用しており、メンタルヘルス専門のクリニックで継続管理を受けている。ジムは、最初に精神病性の変化があったとき以来、再入院させられたことはない。彼は不法ドラッグを使用したこともアルコールを濫用したことも否定した。彼の血液毒素分析の結果は、陰性だった。

ジムは活発で、私に話しかけたがっているように見えた。彼は、自分が誰なのか、自分がどこにいるのか、そして正確な日付はわかっていた。彼はわずかに不安そうで、やや落ち着きがなかった。彼は、はじめて私が廊下から彼を見つけたときに気づいたのと同じニヤリとする笑顔を続けていた。日常的な言い方で、この表情は「シリー［愚かな］」と呼ばれる。精神医学では、これは「不相応な情動」と呼ばれ、慢性統合失調症の患者に見られることが多い。

会話は普通に流れた。正式な思考障害の徴候はまったくなかった。思考内容は理にかなっていた。妄想症の証拠もなかった。ジムは抑鬱状態を感じていることを本当に認めていた。なぜなら、四日前に、ほぼ四半世紀前にソラジンの服用を開始して以来、はじめて再び人の声が聞こえだしたからである。その声のために、彼は眠りを妨げられ続けていた。彼は自分で、午前三時に一度ソラジンを余分に服用しようと決めたが、これによって声がやむことも睡眠が取り戻されることもなかった。

声は、ジムに自分自身や他人を傷つけるように言っていた。「私の猫を窒息させろと言いました」彼はそう言うとすぐに、それに従う意図を否定した。声がまた言った。「私を追い払う唯一の方法はお前自身を絞め殺すことだ」彼はこの命令に対して、両手を自分の首の周囲に持っていくところまで反応した。彼はそのような声によって悩まされていることは認めたが、それに基づいて行動することは決してしないと私に言って安心させた。

ジムは、処方どおりに薬を服用してきたと主張した。彼は、最近は人生で大きな変化も新しいストレス要因もないと言った。自宅では万事順調であると言い張った。彼の後見人の一人である女性に電話すると、このことを認めた。彼女は、自分が彼のケアをしてきた十四年間、彼に声が聞こえたことは一度も知らないと付け加えた。

私はジムに、彼の日課が何らかの点で変化したかどうか尋ねた。彼は、五週間ほど前にＬＤＬ［低比重リポ蛋白］（「悪玉」）コレステロールの血中レベルが高いのを下げるために、コールスティッド［抗高リポ蛋白血症薬］を服用しはじめたと言った。コールスティッドは、腸内の胆汁酸を固め、便に排泄される複合体をそこに形成し、悪玉コレステロールレベルを下げるレジン［樹脂］である。しかし、レジンは彼の痔を悪化させており、ジムのかかりつけの医師は、コールスティッドからプラバコール［抗高リポ蛋白血症薬］に処方を変更することを決めていた。プラバコールは、コレステロール合成に必要な酵素を抑制することによって、肝臓内で作用する。その医師の指示で、ジムは声が聞こえると訴えて緊急救命室にやってくる四日前に、コールスティッドの服用をやめていた。実際のところ、その日早くには、声は聞こえなくなっていたが、彼は再び聞こえはじめるのが怖かったので診てほしかったのである。

　私はジムに、精神科入院病棟に入ることを勧めた。彼は快く同意した。ソラジンがもはや効果がなくなっていたために幻聴が再発したと推定されたので、彼を受け入れた精神科医は、別の神経遮断薬か非定型の抗精神病薬に処方を変更することを考慮中であると私に言った。その方針は理にかなっていると私には思われた。しかし一方で、ジムがその精神科病棟に入院するための書類を書き終えようとしていたとき、私はひょっとしてその患者の日課における変化はコールスティッドの追加だけだったから、このことがずっと静かだった声の再発に何か関係があるのかもしれないと突然思った。もしコールスティッドが腸内の胆汁酸に化合したとすれば、それはソラジンにも化合する可能性はなかったのか？　これが腸内でのソラジンの吸収を減らして、この薬の血中レベルを下げ、最終的に脳内に入る量を下げたのだろう。

私はその精神科医を呼び、この考えを伝えた。彼は、その患者に現在のソラジンを継続して服用させ、その声が止まったままかどうか見るのを待つことに同意した。三日後、私は入院病棟にジムを訪ねた。彼は元気そうだった。彼はもう声は聞こえないと喜んで話してくれ、翌日退院の予定だった。睡眠を助けるために、アンビエン〔催眠薬、鎮静薬〕が投薬に加えられていた。

それほど何年も経過したあとにジムの幻聴が再発したのは、まず間違いなく薬物相互作用のためであった。コールスティッドによってソラジンが固まって排出されたのである。その患者は、薬の服用をやめたのと同じだったかもしれない。実際に起こったことは、彼がそれを吸収していなかったということだ。十中八九、ジムがコールスティッドの服用を中止して四日から五日後、彼がずっと服用していたソラジンが治療上のレベルまで回復し、長いあいだそうであったように声を抑えたのである。

もしジムがあと一日か二日緊急救命室へやってくることをしないで待っていたなら、たぶん人の声がまた聞こえることはないと自分で確信できたであろうし、入院することも避けられたであろう。しかし一方では、私たちはこの興味深い患者に会い、短い入院期間を通じて彼に注目する機会はなかったであろう。そして、幻聴からこの長い年月のあいだ解放されていたあと、どうして彼に人の声が再び聞こえるようになったのかということについて理解する機会を逃していたであろう。

第18章　どのようにして腹痛が首を曲げたのか

神経遮断薬を服用している精神疾患を抱えた患者は、ジストニア反応として知られているものを起こすことがある。原因は、筋肉の異常な緊張で、もっともよく見られる症状は、筋肉の硬直、舌の突出、白目、頸部と頭部のゆがみである。神経遮断薬を服用している患者は、この副作用を防ぐために、普通はコジェンティン、アルテイン〔抗コリン作動薬、抗パーキンソン病薬〕、ベナドリルを経口投与されている。これらの薬の服用を中止するとジストニア反応を示す患者もいれば、神経遮断薬の摂取が増加するとそうなる患者もいる。ジストニア反応を起こす患者たちは多くの場合、ときどき身体に起きる異様な変化に当惑し怯えて、緊急救命室にやってくる。ベナドリルかコジェンティンの注射で、たいていの場合ジストニアは抑えられる。

彼はその日の午後ひどい吐き気がしていたので、コンパジン〔制吐薬、抗精神病薬〕という、統合失調症や双極性障害の患者に使われる神経遮断薬に類似した化学構造の薬を投与された。彼はこれまでコンパジンを服用し私が緊急救命室で診た中でもっとも記憶に残っているジストニア反応は、精神障害の治療を受けていない人に起こった。私は身なりのよい二十代半ばの男性がストレッチャーにまっすぐに固定され、パラメディックたちに搬送されて一号室に入ってきた夕方のことを鮮明に覚えている。家族が数人付き添っていた。彼も付き添ってきた家族も、起こっていることに根っからショックを受けているようだった。患者の首と頭が、右側へひどくねじれていたのだ。

彼はその日の午後ひどい吐き気がしていたので、コンパジンという、統合失調症や双極性障害の患者に使われる神経遮断薬に類似した化学構造の薬を投与された。彼はこれまでコンパジンを服用したことは一度もなかったので、次の副作用について注意されていなかった。それは斜頸として知られているジストニア反応で、首の筋肉が収縮して頭が一方へ、特に右側へねじれるものだった。

ただちに状況を判断した緊急救命室のスタッフが、ベナドリルの注射を提案した。その症例に関係はないが近くに立っていた医師助手が、「ジストニア反応に対するもっとも重要な治療は、コジェンティンだ」と言った。それにもかかわらず、その患者はベナドリルを注射された。二十分後、彼は再びまっすぐ前を見て、退院させられた。

二時間後、彼は家族とともに、同じ斜頸で戻ってきた。コンパジンの影響を完全に消して影響を受けた首の筋肉を伸ばす前に、ベナドリルの効果が薄れてしまっていたのだ。その患者と家族の気持ちは沈んでいた。彼らの不安は、以前よりもさらに大きくなっていた。もう一度ベナドリルを注射すると、患者の頭はまっすぐになり、今度は永遠にそのままだった。もし主治医があの医師助手の言葉に耳を傾けて、ベナドリルではなくコジェンティンの指示を書いていたなら、最初の注射でうまくいっていたかもしれない。

第19章　危ない過剰摂取、でも何を？

緊急救命室にやってくる患者たちの多くは、自分自身、あるいは誰か他の人の薬を飲みすぎたり、あるいは、人間が使用することを意図したものではない物質を飲み込んでしまったりしている。致死率の高い薬のもっとも怖れられた過剰摂取には、三環系抗鬱薬（致命的な不整脈）、リチウム（発作、心臓血管虚脱、腎不全）、そしてアセトアミノフェン（危険なあるいは致命的な肝臓や腎臓の損傷）が含まれる。もっともよくある過剰摂取は、致死率の低い薬で起こるが、それが幸運によるものなのか打算によるものなのかは、未解決のままである。こういった薬物を比較的大量に飲んでも、結果は命に関わらないことが多い。それでも、薬によっては、結果は重大で、過剰摂取の症状を明確にすることが難しい。

ここで再び学ぶべき教訓には、医学の実践におけるきわめて重大なポイントが含まれている。臨床医は、広く知られている症候群を認識して、たとえ普通の徴候や症状が見られない場合においても、その症候群が疾患によるものなのか、中毒性の過剰摂取によるものなのか、診断を下す

準備ができていなければならない。

午前五時三十分、私はベッドに入る準備ができていた。コートを着て、緊急救命室をもう出ようとしていたが、その前に同僚たちに別れの挨拶を言おうと思った。彼らはあと一時間半、仕事に向かうことになっていた。私にとっては単純な、患者ひとりを急いで処置するだけの当直勤務だった。本当に冗談を言うのに一分かけるくらい余裕があった。

「あんなの見たことない。彼は完全に解離しているよ。見に行ってごらん」私が別れの挨拶をしようとしたとき、緊急救命室の担当医は、六号室の患者についてそう言った。

その患者の右手は、激しく、大雑把に、不規則な感じで震えていた。両脚はマットレスの上で移動し、看護師たちが繰り返し彼に掛かるように元の位置に戻すシーツをどけていた。ストレッチャーから半分身体を起こし、目はあらゆるところに向けられていたが何も認識していない状態で、彼は頭上の明るい蛍光灯を交互に見つめたり目をそらしたりしていた。視覚に入っているものを理解していないようだった。デングは二十一歳の中国人男性で、背は低く、ふさふさとした黒髪をしていた。精神状態を評価していた臨床医たちは、彼は急性窮迫の状態だと言うだろう。彼の顔には、恐怖の表情が浮かんでいた。看護師たちが落ち着かせて安心させようとしても、ほとんど役に立たず、ほんの一時的しか効果がなかった。彼は、まるで厳しい環境にいるかのように振る舞った。スタッフに繰り返し簡単な質問をされると、生命が危険にさらされているかのように質問者から身もだえして離れた。彼が発する唯一の音は、英語か中国語の短く吐き出す音だった。彼が話す内容で、はっきりしているものはなかった。彼は自分自身についても、どのようにしてこのような状態になったのかについても、私たちに話すことはできなかった。デングは、その担当医が最初に言ったように、解離しているのではないかと私は疑った。彼は譫妄状態だと思った。

デングの母親、兄、いとこ、恋人が、定期的に六号室に出入りした。誰もが、それほどはっきりした窮迫状態にある彼に何があったのか説明するのに困っていた。母親は英語が話せず、兄といとこはつかえながらしか話せなかった。彼の恋人は、私が話をする前に緊急救命室を出ていった。デングは前の晩、彼女のアパートにいた。早朝になって、彼はソファから起き上がることができなくなった。彼女が彼の兄に電話して、その兄がデングを緊急救命室に連れてきたのだった。

デングは精神障害があると診断されたことが一度もなかった。しかし、家族の話では、彼はしばしばアルコールを飲み過ぎては、恋人との関係についてふさぎ込んでいた。両前腕には、数多くの治癒した深い切り口があるのがわかったが、緊急救命室でよく見かけるよりも広範囲にあった。そして右脚には、新しくできた小さく曲がった裂傷があってまだ出血しており、自分で傷つけたようだった。彼は過剰摂取したということで、私たちの意見は一致したが、しかし、何を摂取したのかがわからなかった。デングは、私たちに話ができる状態ではなかった。

その緊急救命室担当医は、診断について、デングはアルコールをかなり飲むという家族の話から、アルコール禁断症状だと最初は考えた。（どれくらいたくさんアルコールを飲むのかは言わなかったが、彼が不法ドラッグをやっていると聞いたことは一度もないと言った。）私は、アジア人は白人よりも、アルコール脱水素酵素（ＡＤＨ）とその多型性、つまりアルコールの代謝機能がある肝臓酵素が少ないことを思い出し、比較的少量のアルコールでさえも大きな損傷を与えるのではないかと心配した。しかし、血中アルコール検査の結果は陰性で、ドラッグ濫用の検査結果と同じだった。デングにはこれまで重大な医学的問題はなかったし、薬を服用中ではないと聞かされたし、家族の知る限り、誰か他人の処方薬を手に入れる機会もなかった。彼はそのとき、デパートでレジ係として働いていた。

デングの兄が、デングの車の中で見つかった物をいくつか持ってきた。濃い灰色がかったリキュールが三分の二ほど入った瓶、ハーブ製剤の入った長細い六本パックの瓶が二本（一本は全部入ったまま、もう一本は一部残っている）、マキシマム・ストレングス・ユニソム・スリープジェルズ［睡眠薬］の空箱（瓶入りは見たことがない）だった。その担当医は、ハーブ混合物は質の管理がひどい場合が多いということを思い出し、もしかすると鉛と水銀と砒素が入っているかもしれないこの汚染物質の液体が、中毒をもたらしたのかもしれないと心配した。

看護師がデングの胃に経鼻胃管を入れると、緑色でミントの香りがする液体が、瓶の中へ少量吸い出された。これは何だ？　私たちには、まったく見当もつかなかった。リキュールもハーブ混合物も、緑色ではないし、ミントの香りもしなかった。ユニソムにミントの香りがする可能性もなかった。当初の総合的見解では、この睡眠薬の過剰摂取によって意識を失うことはあるが、興奮、振戦、精神病性に似た反応を引き起こすことはなかった。

デングは最初から、ずっと心臓モニターをつけていた。リズムを記した細長い紙片には、洞律動が示されていたが、毎分一四〇から一五〇の頻拍だった。頻拍であること以外、導出十二誘導心電図（ＥＫＧ）は正常だった。その他すべてのバイタルサインは、正常範囲内で安定していた。瞳孔は散大していた。熱はなかった。電解質と血液の値は普通だった。脳卒中、腫瘍、感染巣を否定するために行なった頭部コンピューター断層撮影（CAT）スキャンもまた、結果は陰性だった。

緊急救命室にやってきたあと、デングの状態は同じだった。依然として何も話すことができなかった。興奮は納まらなかった。何が譫妄の原因なのかまったく見当がつかないため、静脈点滴で輸液は与えられていたが、その担当医は彼を薬で治療したがらなかった。明らかに、デングは入院させられる必要があった。レジデント［研修医］だけでなく、入院手続きにその承認を必要とする医療入院担当職員（MAO）が、彼を検査するために呼ばれた。段階的ケア病棟（PCU）にベッドが用意された。

過剰摂取が疑われる場合のように、もちろん何かの過剰摂取が最初からデングの状態を考える根拠であったのだが、デングが緊急救命室に到着するとすぐに、メリーランド大学薬学部の一部門であるメリーランド・ポイズン・コントロール・センターに連絡がされていた。しかし、そこの専門家たちは、私たちを手助けしてくれることが多いのだが、診断を下せなかった。私が午前六時三十分頃緊急救命室を出るとき、緊急救命室のスタッフ、入院担当職員、そしてレジデントたちは、依然としてその症例について頭を悩ませていた。

メリーランド・ポイズン・コントロール・センターに二度目の助言を求めたあと、デングが段階的ケア病棟に移る前に、医療入院担当職員によって抗コリン作動性中毒の診断がなされた。デングは、抗コリン作動性中毒に見られる症状のほとんどを示していたが、熱はなく、口が渇くとか皮膚が乾燥するといった報告はなかった（それらは見落とされていたかもしれない）。この種の中毒は、中枢神経系に影響を及ぼしたり（譫妄、興奮、振戦、精神病性に似た話し方や振る舞い）、末梢神経系を冒したりする（瞳孔散大、頻拍）。デングの兄が車の中で見つけたユニソムの空箱が、この診断と一致していたが、それはベナドリルがユニソムの活性物質だからである。

その日遅くに、私はデングがどんな行動をしているかを見るために段階的ケア病棟へ行った。彼は個室におり、私が以前に会ったことのある家族に囲まれていた。（あの恋人はそこにいなかった。彼女の考えや気持ちはどうだろうかと想像するしかない。）心臓モニターをちらっと見ただけで、頻拍が消散したことがわかった。しかし、他はほとんど変わっていなかった。看護師によると、デングとコミュニケーションを図ることのできる人はいなかった。彼の兄はその看護師に、デングに質問しても、返ってくるのは別の質問に対する答えみたいだと言った。デングは、想像上のあるいは思い出した客に釣り銭を渡している譫妄状態の中でぶつぶつ言っており、まるでまだレジ係の仕事をしているかのようだった。

静脈点滴での輸液注入が緊急救命室で開始され、段階的ケア病棟でも継続されていた。興奮を抑えるためにハルドールが一回分投与された。フィゾスチグミンは、末梢神経系と中枢神経系のコリンエステラーゼを逆に抑制し、アセチルコリンの代謝を遅らせるので、抗コリン作動性症候群を断ち切るのに使われることがあるが、この場合は使われなかった。

段階的ケア病棟のスタッフは、デングがマキシマム・ストレングス・ユニソム・スリープジェルズを約三十錠飲んだと推定した。一本の瓶には、三十二錠の柔らかいゼラチンカプセルが入っている。一錠が五〇ミリグラムなので、これは一五〇〇ミリグラムのベナドリルに相当する（ベナドリルは、一日二五から五〇ミリグラムが服用量の範囲である。）胃からの吸引物の緑色は、スリープジェルズの青い色素が胃のその他の内容物と混ざった結果だったかもしれない。ミントの匂いは説明されなかった。

緊急救命室にやってきてから約二十六時間後の翌日午前八時頃、デングは目を覚まし、看護師に尋ねた。「ここはどこだい？」瞳孔はまだかすかに散大していたが、譫妄状態は途切れてしまっていたので、その患者はもう合理的に目的を持って話をすることができた。抗コリン作動性中毒の症状はこの期間を過ぎると消散することが多く、中枢神経系の症状の前に末梢神経系の症状が消える。

その日遅くにその患者を診た相談担当の精神科医は、過剰摂取の理由がわかった。デングは、恋人の関心や同情を得たかったのだ。これは、彼が二人の困った関係を改善しようとする魔法のような方法だったが、失敗に終わった。（関心を引いて他人をひどい目に遭わせようとするというのは、緊急救命室の患者たちが自分を傷つける行為を説明するのにもっともよく使う内容である。）デングはどんな薬を過剰摂取したのか、どれくらいの量を摂取したのか、あるいはユニソム以外に何かを摂取したのかどうかを一度も言わなかった（アセトアミノフェンとサリチル酸塩の検査結果は陰性だった）。彼はこの時点で自分自身に対して危険ではないと判断され、精神科の継続管理のための紹介状をつけて退院させられた。

ベナドリルは一般名がジフェンヒドラミンで、ユニソムやソミネクス［睡眠薬］として市場に出回っている。この薬はアレルギーに対する抗ヒスタミン薬、鎮静作用のある催眠薬として、また神経遮断薬を服用している患者の振戦や失調症の予防や治療のために広く使われている。緊急救命室で私たちは多くの過剰摂取の患者たちを診るが、ほとんどは身振りによるもので、病的な状態は低い。私は、ベナドリルを単独であるいは他の薬と組み合わせて過剰摂取した患者をたくさん診てきた。それにもかかわらず、ベナドリルが原因による抗コリン作動性中毒は、緊急救命室で四年間働いてきた中でこれがはじめてだった。この結果は、患者を眠くするが興奮させたり譫妄状態にしたりはしない亜中毒性の過剰摂取とはとても異なるものだった。（スイス人医師・錬金術師パラケルスス（一四九三－一五四一）の言葉を言い換えれば、「服用量によっては毒になる」ということである。）そのポイズン・コントロール・センターは、ベナドリルの過剰摂取であると報告されている全症例のほんの一パーセントしか、抗コリン作動性中毒に至らないと推定した。

そのポイズン・コントロール・センターだけでなく、その日曜日の朝早く仕事をしていた医療スタッフと私は、手がかりとしてユニソムの空箱があっても、抗コリン作動性中毒の外見だと識別するのが遅かった。「［ルイス・キャロル作『不思議の国のアリス』に登場する］帽子屋マッド・ハッターのようにひどく怒って、コウモリのように目が見えず、地獄のように熱く、骨のようにひからびた、アカカブのように赤く」といった、よく知っている診断上のスローガンにまったく合わなかったからである。その患者は発熱もなかった。緊急救命室スタッフの誰も、乾いた粘液や乾燥した皮膚に気づいたと報告していない。アカカブのように紅潮することは、この患者がより浅黒いアジア人の皮膚の色をしていたため、ありそうもない症状だった。

ここで再び学ぶべき教訓には、医学の実践におけるきわめて重大なポイントが含まれている。臨床医は、広く知られている症候群を認識して、たとえ普通の徴候や症状が見られない場合においても、その症候群が疾患によるものなのか、中毒性の過剰摂取によるものなのか、診断を下す準備ができていなければならない。

JCLS 88002-166

第20章　閉鎖性頭部損傷が妄想性精神病をもたらす

興奮性、記憶喪失、不安、鬱病、そしてその他たくさんの精神障害は、外傷性脳損傷（ＴＢＩ）後によく起こるが、幻覚と妄想はめったにない合併症である。頭部外傷を負った患者の中には、負傷してすぐに精神病性の症状を示す者もいれば、何年も経ってからそういった症状が出てくる者もいる。外傷性脳損傷には、局所性あるいはびまん性のものがある。局所性損傷は、血管が破れたり出血したりするときに起こる。びまん性損傷は、柔らかな脳組織が衝撃を受けて硬い頭蓋骨内で不規則に動き、神経軸索をねじって伸ばしてしまう。損傷には、神経回路が短期間破壊される程度から軸索が引き裂かれる程度まで範囲がある。この外傷性のねじれや脳回路の断裂は、閉鎖性頭部損傷の患者に見られることがある精神病性の感情、思考、そして行動の原因になると考えられている。

面接をはじめて二十分くらいすると、ジョンは突然、私たちの対話から離脱した。「内的刺激に反応する」という言い古された表現が、どれくらい臨床現場で使い過ぎられているか知っているが、それでもこの患者が、相容れない現実に本当に巻き込まれていると、私は確信した。「誰かが、私の妻と家族全員を撃ったところだ」ジョンはある声がそう自分に告げたばかりだと言い張った。彼は目に見えて、その知らせに取り乱していた。

四

十八歳のジョンは、妻によって緊急救命室に連れてこられた。彼女がジョンを仕事から車で連れて帰るときに、彼は取り乱して泣き出し、ずっと聞こえていた声が自分と家族をとても脅していると確信していた。その日早くに、彼は自分が係員として働いている駐車用ビルの熱い電気ケーブルを故意に踏んで、この危険な行為によって不吉に見えてくる脅威をなんとかしてかわそうと考えた。

七週間前ビリヤードをしているときに、ジョンは転んで後頭部を古い鉄製のラジエーターに強くぶつけてしまった。意識は失わなかったが、ふらふらして方向感覚を失った。その後まもなく、ひどい頭痛がするようになり、タイレノールを飲んでもよくならないので、かかりつけの医師に相談するしかなかった。この医師はジョンに言った。「考えすぎですよ。だから頭痛がするんです」ジョンは、自分の痛みを横柄で冷淡に無視するその医師の態度に、とても腹を立てた。

転倒してから三週間後、ジョンの妻は、彼の人格と行動に大きな変化が見られることに気づいた。彼はよそよそしく偏執病的になり、彼女の表現では、断続的に「とても興奮して話す」ようになった。「俺が何か話しても、俺がいかれているような目で俺のことを見るなよ」ジョンはそう言って妻に心の準備をさせてから、「心の中でこんな声が聞こえるんだ」と明らかにした。その声によると、デイヴという名前のある人物が、ジョンとその家族を破滅させようとする陰謀の中心にいた。ジョンは、その声から受け取った伝言をいくつか書き留めた。彼の妻はそれを読んで怖がり、夫が経験していることを思い出させるものに我慢できないので、その紙を捨てた。

その声が「食べ物に何か入っているぞ」と告げたあと、ジョンは食べることをやめてしまった。体重の減った彼は、余分に服を着てそれを隠そうとした。信仰心の強いジョンは、まるで想像上の存在に立ち向かうかのように脅すような感じでテーブルを手で押さえて、「お前に俺の家族を殺させる前に、俺がまずお前を殺す」と言っているところを妻に目撃されていた。緊急救命室にやってくる一週間前には、デイヴがジョンの住んでいる三階建てアパートの玄関に到着してこれからそちらに向かうところだという声が聞こえていた。これが本当に起こったと確信した彼は、妻にそのことを伝えた。ジョンは水槽の中の魚に話しかけているところも目撃されていた。

緊急救命室の中では、最近や過去の出来事についてのジョンの記憶は完全だった。彼は背が高く、やせており、やつれていて、不安そうだった。ハルドールを注射したあとは落ち着いて協力的だったが、面接のあいだはほとんど目を閉じていた。ジョンはふさぎ込んでいることは否定したが、デイヴに対しては「地獄のように怒っている」と言った。なぜなら、その男は、彼が主張するには、自宅やバスの中や仕事中の彼に「スプレーをかけ」、声が聞こえるようにしたからだった。彼は、幻視は否定した。

面接をはじめて二十分くらいすると、ジョンは突然、私たちの対話から離脱した。「内的刺激に反応する」という言い古された表現が、どれくらい臨床現場で使い過ぎられているか知っているが、それでもこの患者が、相容れない現実に本当に巻き込まれていると、私は確信した。「誰かが、私の妻と家族全員を撃ったところだ」ジョンはある声がそう自分に告げたばかりだと言い張った。彼は目に見えて、その知らせに取り乱していた。彼は私に、「自分が死ねば、家族の他の誰もが大丈夫だろう」と考えたので、その日早く、自殺するつもりで駐車用ビルの熱いケーブルを踏んだと話した。明らかに、ジョンは、彼の想像の中でデイヴがもたらす危険に家族をさらしていることに責任を感じていた。

ジョンはこれまで、精神障害の診断も治療も受けたことがなかった。彼は数年間、ヘロイン、コカイン、マリファナを、ときどき少量使用していた。彼は、この十八ヶ月間はアルコールをときどき大量に飲んでいたと話したが、緊急救命室にやってくる前二週間は、不法ドラッグもアルコールもやっていなかった。血液毒素分析の結果は、陰性だった。ジョンは、外傷性脳損傷（ＴＢＩ）の前に、偏執性幻聴や偏執性妄想を経験せずに、何度もドラッグやアルコールの使用をやめていた。だから、禁断症状が彼の精神病性の症状を引き起こしてはいないように思われた。緊急救命室で行なわれたノンコントラストの［造影剤を使わない］頭部コンピューター断層撮影（ＣＴ）スキャンの結果は、正常だった。

私がはじめてジョンに入院する必要があると話したとき、彼は同意して、「そうする必要があると思っていた」と話した。しかし、彼に任意入院書類に署名するように頼むと、彼は拒否した。彼はそれ以上の質問に答えることも拒み、用心深くて怒りっぽくなった。ジョンは服を着て、緊急救命室を出ていこうとした。警備係が呼ばれた。彼はもう一度ハルドールを注射され、それが効いて興奮が収まった。ジョンの妻と看護師の協力を得て、彼に任意入院のための署名をするよう納得させることができた。

ジョンは六日間入院し、リスパダールの服用をはじめた。私が考えるには、その精神科担当医はその患者の自己報告をあてにして、ジョンの精神病性の症状は小さくなると思われると私に言った。ジョンはあまり疑い深くなったり、妄想的になったりしなくなり、病棟の看護師にあの声は自分を試す「検査」だと思うと言った。そして、どういうわけか、ジョンは入院スタッフに、以前は認めていた経験を否定し、退院させるように要求した。ジョンの妻は私に、入院中夫は以前ほど苦しんでいないようだが、頭部損傷のあとどんなふうに変わったのか気づいていないと言った。病棟にいるあいだ、彼はてんかん性の徴候も症状も示さなかった。脳波記録（ＥＥＧ）は正常だった。

退院後、ジョン担当の精神科医は、幻聴や偏執病的思考がいつまでも続くので、リスパダールの服用量を二倍に増やした。私が判断する限り、彼は外傷性脳損傷のあとこういった症状から一度も解放されたことがなかった。七ヶ月後、ジョンは一週間ほど二度目の入院をしたが、それは彼の妻が「新たな崩壊」と表現するものが原因だった。ジョンは、この再発はヘロインを再び使いはじめたことに一部原因があるとした。二度目の入院後まもなく、彼は外来診療の予約を続けることをやめて、薬の服用も中止した。

緊急救命室でジョンを評価してから一年後、私は彼や彼の妻と電話で話をした。私は、リスパダールが声のことで役に立ったか尋ねてみた。ジョンは、その薬のせいで悪化したと言った。一般的な神経遮断薬は、外傷性脳損傷を負った患者の神経認知的機能の回復を遅らせることがあり、精神病性の症状を（逆説的に）引き起こすことさえも知られてきた。神経遮断薬は、発作を起こしやすい患者たちの発作を助長することもあるが、おそらく発作を起こす放電をもたらす限界を下げることによるものであろう。この放電は、それ自体精神病性の症状と結びついてきた。外傷性脳損傷の患者に対するリスパダールのような非定型の抗精神病薬の効果は、まだ結論が出ていない。緊急救命室で、ジョンは、ビールを飲むことが声について自分が役立つことを知っている唯一の治療だと言い張った。

私が電話したとき、ジョンは薬を飲むことも、メンタルヘルス専門の臨床医に診てもらうこともしていなかった。彼は、それまですでにもらっていた請求書の共同支払い［雇用主が被雇用者と掛け金を分担する］をするだけの金銭的余裕がなかったと主張した。彼は保険に入っていなかったが、彼が以前に診てもらった精神科医での外来診療費は、妻の保険でカバーできた。私はジョンに、以前に診てもらっていた精神科医に再び連絡することを勧めた。私は、精神障害の治療を専門にしている別の精神科医の名前も彼に知らせた。

ジョンの偏執病的な幻聴と妄想は、絶えず続き、やっかいだったが、睡眠で妨げられた。私は、その声が何と言っていたのか、彼に明確にさせようとした。「仕事に出かけるな」というのが、彼の精神病的思考や感情について私が繰り返し質問したことに彼が不正確に答えた中で、私が聞くことができた唯一はっきりしたメッセージだった。彼は、頭の中の「行き詰まりになる感情」と自分で呼ぶもの、つまり、彼の頭蓋骨を貫通する鋭い物のような感じがする痛みについても話した。

ジョンが話すことはすべてあいまいで、奇妙だった。彼は自分の世界がほとんどわかっていないし、自分の世界についての病識もほとんどなかった。彼は仕事を解雇されていたが、それは頭部損傷を負

JCLS 88002-166

う前二年間続けていたもので、その声が仕事を妨げたのだった。彼は現在別の場所で駐車場の仕事をしているが、一日ほんの三時間の勤務だった。なぜなら、それが彼に対処できる仕事のすべてだったからだ。家族は借金生活へ転落していた。ジョンの精神疾患が、自宅で暮らしている彼の妻と息子に他のどんな苦しみを与えているか想像するしかなかった。

私の質問に対する混乱したジョンの答えから、声がまだ彼の家族を脅しているということが、少しずつわかってきた。「注意を払わないようにしている」彼は言ったが、当然ながら、彼はうまく自分自身を幻覚のような愚弄から遠ざけることができていなかった。私は、声によって、今までに自分自身か誰か他の人を傷つけたくなったことがあるかどうかを尋ねた（だって、声は彼とその家族を脅していたのだから）。ジョンはこれを否定した。「俺は信仰心が強いのだ」彼は私に言ったが、それはまるで、信仰心が報復しなければならないかもしれないという衝動を抑えるかのようだった。緊急救命室での面接のあいだ、ジョンは声とディヴに対して「頭に来ている」と言った。彼はその声に話しかけようとしたが、ディヴを傷つける意図や計画はなかった。

ジョンは、自分自身よりも、自分の通う教会や家族のことを心配しているように思われた。ラジエーターに頭をぶつけて以来、彼は自分の人生がいかに劇的に悪化しているかということに不満を言わなかった。私は、ジョンが報告した偏執病的幻聴と妄想が本物であることを疑わなかった。彼が詐病しているという疑念はなかった。彼には、そのような作り話を考え出し続けるのに必要な狡猾さはないし、世間慣れもしていなかった。たとえあったとしても、彼は自分の病気とそれが自分の人生に及ぼす影響を、実際より軽く見せるぐらいだっただろう。

ジョンの声は、抑揚がないように聞こえた。私は、彼がふさぎ込んでいるかどうか尋ねなかった（そうすべきだった）が、自分がそんな状態だと示すことを彼は言わなかった。彼がふさぎ込んでいるだろうと思ったが、彼には自分の気持ちを表す洞察力はなかった。彼は私に、二度目の入院以来ヘロインはやっていないし、ビールはほんのたまにしか飲まないと言った。ジョンは回復していなかった。

軽い外傷性脳損傷の患者のほとんどは一年後に回復しているが、一〇から二〇パーセントは症状が継続する。ジョンの損傷と精神病性の徴候の発症のあいだの一時的な関連は、損傷の前にはなかったもので、因果関係と一致するが、それを完全に確立するものではない。理想を言えば、その損傷の神経病理学を精神疾患の神経解剖学的モデルに関連づけたいところである。

外傷性脳損傷から生じる結果には二種類ある。激しい出血を伴う局所性のものと、出血を伴わないことが多く、びまん性軸索損傷として知られる病変を含む場合のあるびまん性のものである。トーマス・W・マカリスター〔米国ニューハンプシャー州ダートマス・ヒッチコック・メディカルセンター神経精神医学ディレクター〕によると、「もっともよくあるびまん性損傷は……頭蓋骨内における脳の特異的な運動の結果起こる。神経単位の軸索が伸びたりねじれたりすることによって、はっきりした自律神経の遮断のない生理的な破壊から広範囲にわたる神経単位の断裂まで、さまざまな損傷が与えられる」。どちらの種類の病変も、CTスキャンでも脳波記録でも現れない可能性が高い。ジョンの場合は、両方とも陰性だった。頭部の一方の側への損傷は、脳のもう一方の側やその近くに病変を生み出すことが多く、衝撃で硬膜に激突するかもしれない。ジョンの後頭部の（頭の後ろ側の）外傷は、彼の前頭部の下にあ

JCLS 88002-166

る前頭葉の軸索に損傷を与えたかもしれなかった。彼の症状の多くは、前頭葉症候群の患者たちに見られるものである。もしジョンの後頭部がラジエーターにぶつかったときに回転していたら、その衝撃によって頭蓋骨内で脳がねじれて、軸索が引きちぎられたり引き裂かれたりしたかもしれない。

外傷性脳損傷後の悪い結果として非常にしばしば挙げられる理由は、軽い頭部損傷の前歴があること、精神病の症状の前歴があること、そして四十歳を超える年齢であることである。ジョンの妻は私に、彼がラジエーターに頭をぶつける二年前に彼の頭をモンキーレンチで殴ったことがあると話した。(彼女はその理由を言わなかったし、私も尋ねなかった。) 四十八歳のジョンは、回復しておらず、悪い結果をもたらす三つのよく知られた危険因子のうちの二つを持っていた。

頭部損傷の一年後、ジョンは、一般身体疾患の除外を別にすれば、『DSM-IV』の妄想型統合失調症の診断基準にすべてに合致した。彼に対する診断は、一般身体疾患（外傷性脳損傷）による精神障害であった。

統合失調症患者たちの脳の構造や機能の異常について蓄積された矛盾している生物精神医学的データすべてから得られるもっとも断固とした結論は、統合失調症は異常な神経発達のあいだに起こるシナプスの誤った結合によって引き起こされる脳疾患であるということだ。外傷性脳損傷後にときどき起こる精神病性の症状と統合失調症の症状のあいだの類似しているところを考えると、こういった種類の外傷によって起こる脳の病変は、同じような異常な脳の回路を作り出すかどうか尋ねてみたい気がする。この型では、傷つきやすくて重大な脳の構造への外傷的損傷は、統合失調症の誤って結合された神経単位に原因のある伝達に類似した異常な神経系統の伝達を引き起こすだろう。どちらの病変も、実際には、精神医学が精神病性と呼ぶ感情、思考、そして行動の生物学的基質となるだろう。

JCLS 88002-166

第21章 しゃっくりを抑えようとして死ぬ危険を冒した患者

ほとんどの人たちは、精神障害の診断を受けた人たちも含めて、地球上でもっとも豊富な液体である水を飲み過ぎて困ったことになったりはしない。しかし、わずかではあるが統合失調症患者たちや、もっと少ないがこの障害のない人たちが、そうなってしまう。心因性多飲症（心理的に動機づけられて液体を過度に飲むこと）は、一日に一二リットルまで飲む可能性のある人たちに下される診断である。マーク・トゥエイン〔米国の小説家〕が「水は適度に飲めば、誰も傷つけることはない」と皮肉を言ったとき、彼はこういった患者たちのことを思い浮かべてはいなかった。

ニックのために働く人たちの中には、その問題を内科的だと考えた者もいれば、精神医学的だと確信した者もいた。だから、三年のあいだ、ニックは死と危険な鬼ごっこをしながら病院を出たり入ったりしていた。

大量の水を飲む人の中には、その超過量を代謝させることができず、それが血液中に吸収されて、血清ナトリウムの希釈を引き起こす場合がある。この状態は低ナトリウム血症、つまり血液中のナトリウム濃度が低い状態として知られている。

血清ナトリウムの希釈は、脳細胞中の水分バランスを混乱させ、これらの細胞が正常に機能するときに普通であるよりも多い量が細胞内から外へ流れる。細胞外の間質腔に水が蓄積すると、脳が腫れて、とても硬い頭蓋骨である硬膜の内側を圧迫する。脳の腫れの程度は、血清ナトリウムレベルがどれくらい低く、どれくらい速く落ちるかによる。十分な時間があれば、細胞内の他の基質が外側に拡散して、低ナトリウム血清による細胞からの水の流れを減少させる。ある時点を過ぎても脳が腫れると、正常な電気機能を混乱させて発作を起こすことがある。これが患者を緊急救命室へ連れてくる症状であることが多い。

心因性多飲症と低ナトリウム血症を抱える患者のほとんどは、これほど症状が激しくなる前に治療に訪れる。患者たちは、精神状態の変化（錯乱、見当識障害）や筋肉の痙攣という水分バランスが変化したことを示す中枢性や末梢性初期徴候を伴っている。

一九九三年七月から一九九六年五月にかけて、ニックは緊急救命室で九十四回診察を受けた。入院は三十一回だった。病院で一〇四日間過ごしたが、そのうち八十四日間はさまざまな病棟で、二十日間は精神科病棟だった。それらの医療サービスにかかった費用合計は、十一万ドル以上だった。

私は二十四時間体制で緊急救命室勤務をしたことが何回もあったにもかかわらず、ニックがそこへ頻繁にやってきていたにもかかわらず、彼の評価を頼まれたことが一度もなかった。もう少しでお互いに顔を合わせるところだったに違いない。しかし、ニックは緊急救命室では伝説的な人物で、スタッフたちが彼のおそらくは手に負えない症例を話し合っているのをしばしば耳にしたものだ。看護師たちは、ニックのことを心配していた。特に、彼が水を飲み過ぎた影響で死んでしまうのではないかと心配していた。

ある晩私が勤務を終えようとしていると、深夜勤の主任看護師が、絶望したような声で頼んできた。「これを何とかできませんか？」彼女は、私に心因性多飲症と低ナトリウム血症を扱った経験があり、引き続き臨床面でも理論面でもこの障害に対する関心があることを知っていたはずがない。

一九八九年から一九九一年にかけて、私はメリーランド大学医学部の精神医学科で研究員をしていた。伝統的に二週間おきに統合失調症患者に投与される神経遮断薬のプロリキシン・デカノウト二ｃの筋肉注射を、代わりに六週間おきにすると同じかそれ以上の効能があるかどうかを判断するための研究計画に従事していた。服用量がより少なければ、たいていの場合副作用は少ないしあまりひどくはないが、それは慢性精神障害の外来患者の治療を考える上で重要なことである。その研究は、地域メンタルヘルスセンターの患者たちについて実施された。

私たちの患者の一人で三十二歳の肥満の男性は、プロリキシン・デカノウトの服用量を減らすと再発した。彼が同居していた母親は私たちに、彼がいつもより内向的になり、眠らずに、過度の水を飲んでいると話した。彼は、精神科病棟に二十四日間入院させられた。入院中、その患者は高血圧（最高が一五〇、最低が九〇）と診断されたため、利尿薬ヒドロクロロチアジドを毎日五〇ミリグラム服用しはじめた。彼はプロリキシン・デカノウトの注射を継続し、錠剤のプロリキシンで補った。

その患者が退院して三週間後、母親は彼がベッドの中で発汗し、黙ったまま発作を起こしているのを発見した。緊急救命室で、その患者の血清ナトリウムレベルは、一リットル当たり一〇八ミリグラム等量だった（正常値の範囲は一三四から一四六ミリグラム等量）。彼は三パーセントの生理食塩水で治療されて、集中治療室に入れられた。彼は、神経学的損傷の徴候もなく完全に回復した。ヒドロクロロチアジドは中止され、代わりに高血圧をコントロールするためにカポテン［抗高血圧症薬］（毎日三回二五ミリグラムずつ）が投与された。

その患者の母親は、彼女の息子が二度目の入院を迎える前の週に、毎日ビールを三から四クォート［約二・八から三・八リットル］、ソフトドリンクを六リットル飲んでいたと報告した。しばらくのあいだ過度の液体を摂取して、彼はたぶん軽い低ナトリウム血症になっていたが、発作を起こしたあと緊急救命室に搬送されるまで、症候性低ナトリウム血症だと診断されたことは一度もなかった。

その患者が一回目の入院中に与えられていたヒドロクロロチアジドは、利尿作用を通じて血漿量を低下させることによって血圧を下げていたが、ナトリウムも減少させていた。（血液量を増加させてその結果血液中のナトリウムを薄める）多飲症と（利尿薬によって引き起こされる）腎臓を通じたナトリウムの減少はたぶん、彼の血清ナトリウムレベルを、重い低ナトリウム血症（一リットル当たり一〇八ミリグラム等量）や発作が起こるほど下げたのだろう。もし母親が発見して九一一に電話しなければ、その患者はたぶん死んでいたであろう。

私は、『アメリカン・ジャーナル・オブ・サイキアトリー』誌への手紙の中でこの症例を報告した。その報告には次の警告が含まれていた。「多飲症の統合失調症患者による過度の水分摂取は、水分バランスを変化させる物質とのあいだで起こりうる潜在的な薬剤相互作用における「ドラッグ」であると考えるべきである。多飲症の診断は、そのような患者のカルテには目立つように書き留められるべきであり、チアジド系利尿薬の処方についての警告がなされるべきである」明らかに、その患者が精神科病棟に入院中にヒドロクロロチアジドを処方した医師は、彼の多飲症に気づいていなかった。外来クリニックで彼の治療に関わっていた私たちのうちの誰もまた気づいていなかったのだ。

この患者がどれくらい死に近づいたのかを、私は忘れたことがない。だから、その主任看護師がニックについて「これを何とかできませんか？」と頼んだとき、私はやらなければと思った。彼の医療記録からはじめた。ニックのカルテを読むとすぐに、まったく退屈でつまらなくなった。緊急救命室、入院、退院……緊急救命室、入院、退院……緊急救命室……そこに書かれている内容は本質的に同じだったからである。

ニックは、よく緊急救命室にやってきた。自分でやってくることもあったが、救急車で運ばれることがほとんどだった。彼はトリアージ担当の看護師に、「しゃっくりをなんとかしてもらうために」そこにやってきたとよく話していたが、しゃっくりが手に負えなくてかなり不快感があったようだった。この時点で介入してもらえなければ、ニックは十分水を飲むだけでしゃっくりが止まると期待して水を飲み続けていたであろう。その期待が間違っていることは何度も証明されていたのだが。

ニックは、錯乱や見当識障害のさまざまな段階で緊急救命室へやってきた。彼は、脚の痙攣と吐き気を訴えた。彼の血清ナトリウムレベルはたいていの場合、一リットル当たり一一〇から一二七ミリグラム等量だった（正常値の範囲は、一三四から一四六ミリグラム等量）。何度か彼は発作を起こしてやってきたが、それは脳細胞内の液体バランスが変化したために、脳が腫れて頭蓋骨の硬い表面を圧迫していることを示していた。挿管を必要とすることが三回あった。

低ナトリウム血症を治すために、ニックは緊急救命室内で高張生理食塩水の投与を開始されてから、集中治療室（ICU）へと送られた。そこから彼は内科病棟へ移された。生理食塩水の注入、強制的な体液の制限、そして利尿作用によって、彼の血清ナトリウムレベルは二、三日後には正常範囲内で安定した。

たいていの場合、次のようになる。ニックは器用に、スタッフが彼の水分摂取を制限するために考案した方法の裏をかいた。病室の蛇口が止められているときは、彼はトイレで水を飲んだ。あるとき、彼は血清ナトリウムレベルが一リットル当たり一一七ミリグラム等量で緊急救命室にやってきて、いつものように治療を受けたのだが、病室の床の上で発作を起こしているところを発見された。血清ナトリウムレベルは九九ミリグラム等量だった！　危ういところだった。

どうしてなのか？　ニックの症例をよく知っている人たちみんなが聞きたいのはそれだ。どうしてそれほど破壊的なことをやり続けるのか？　どうして自分の生命を傷つけ脅かす行動を克服する手助けをしてくれるそれほどたくさんの人たちの努力をむだにするのか？

ニックは、私が知っている中でももっとも洞察力のない患者の一人だった。彼の知能指数は八四で、正常に考える力が低かった。彼は結婚したことはなく、病院からあまり遠くないところで両親と暮らしていた。私の知る限り、ニックが水を飲みすぎることについて一度だけ説明したことがあったが、それは「しゃっくりを抑えるために飲むんだ」だった。何年も前に、ある友人がこの治療法を彼に勧めていたのだ。それと反対のあらゆる証拠があるにもかかわらず、ニックはそれがその問題を処理する方法であると信じているかのように振る舞い続けた。それ以上の水を飲むとしゃっくりが悪化するという皮肉は、彼には理解されていなかった。彼は私に、しゃっくりがひどくなると、一日に二から五ガロン（約七・六から一九リットル）の水を飲んだと言った。

そのしゃっくりは、一九八三年、彼がレバノンのベイルートに駐留する陸軍にいたときにはじまり、それ以来彼を苦しめてきた。そのしゃっくりがはじまるまでは水を飲みすぎることはなかったと、ニックの記録に書かれていた。彼の血清ナトリウムレベルが正常になって入院期間が終わりに近づくと、しゃっくりが止まるというパターンが繰り返された。退院後しばらくのあいだ、彼は水分摂取を減らすので、しゃっくりは抑えられるか、軽くて我慢できる程度になった。

私に言える範囲では、ニックは水をより多く飲んでしゃっくりがひどくなったか、しゃっくりがひどくなるのでそれを「飲み込む」ためにさらに水を飲んだかのどちらかだ。ひょっとすると、事態はそのどちらかとは限らなかったかもしれない。彼は知能指数が低くて洞察力がなかったので、この二種類の両面が同時に働きはじめていたかもしれない。私たちには、今わかっていること以上には、ニックの行動をさらに理解することは決してできないかもしれない。究極的には、精神病理学的で不合理なことが集中して、ここでは不可解なものになっているように見える。

心因性多飲症と低ナトリウム血症にかかっている多くの人たちと異なり、ニックは統合失調症や統合失調症圏障害と診断されることはなかった。（緊急救命室での三年以上のあいだに、私は慢性低ナトリウム血症の統合失調症患者たちを少なくとも六人見たが、その患者たちの症例はニックの場合よりはるかに深刻ではなかった。）しばらくのあいだ、ニックが水を飲みすぎるのは、強迫性障害（OCD）のためかもしれないと考えられていた。彼はアナフラニール〔抗鬱薬〕を与えられたが、効果はなかった。後ほど、強迫性障害の診断は取り消された。それぞれ異なるときに、彼は鬱病のためにエラヴィル〔抗鬱薬〕やプロザックを服用したが、目に見えてよくなることはほとんどなかった。ある精神医学的評価のときには、彼は依存性パーソナリティ障害だと診断された。

ニックのしゃっくりあるいは低ナトリウム血症を説明できる医学的理由は、見つからないようだった。低ナトリウム血症のもっともよくある原因の一つである抗利尿ホルモン分泌異常症候群（SIADH）の評価は、陰性だった。頭部のコンピューター軸位断層撮影装置（CAT）や磁気共鳴画像法（MRI）スキャンの結果は、注意を引くものではなかった。一九九四年に、食道逆流を引き起こす食道裂孔ヘルニアを治すために、ニックは腹腔鏡胃底ひだ形成術（胃の底を食道に縫合する外科的処置）を受けていた。この状況は、慢性的なしゃっくりの一因とはなっていなかったと思われた。ニックは、タバコを吸わず、不法ドラッグも使わず、六年間アルコールを口にしていなかった。

ニックが緊急救命室に相変わらずやってきて、三年以上にわたって繰り返し入院させられたときに、助言を求められた他の診療科だけでなく、救命科、内科、精神科において懸念が生じたのは大して驚くべきことではなかった。すべての方策がうまくいかなかったのだ。

ここで、一九九六年五月、主任看護師が「これを何とかできませんか？」と頼んだときに戻ろう。ニックの病院記録を読んでまもなく、私は数年間蓄積してきた心因性多飲症と低ナトリウム血症について書かれたかなり多くの専門誌論文の数々に目を通した。『アナルズ・オブ・インターナル・メディスン』誌の中に、F・C・ラミレスとD・Y・グラハムが書いた「しゃっくり、強迫的な水の飲み方、低ナトリウム血症」という手紙を見つけた。出だしは、「手に負えないしゃっくりに関係する強迫的な水の飲み方によって引き起こされる症候性低ナトリウム血症の防止におけるガンマアミノ酪酸（GABA）の使用について報告します」だった。

ニックと同じように、問題のその五十八歳の男性は、「しゃっくりを止めるという目的で大量の水を飲んだ」。彼もまた、症候性低ナトリウム血症のため、何度も（九ヶ月のあいだに七回）入院した。入院時でもっともナトリウム血清レベルが低かったときは、一リットル当たり九九ミリグラム等量だったが、それはニックが病室の床で発作を起こしているところを発見されたときと同じレベルだった。

独特な音を伴うしゃっくりは、横隔膜の突然の痙攣で、それは声帯の間の開口部である声門を突然閉じることで不随意的に終わらせられる吸入を引き起こす。この痙攣は、正常でリズミカルな呼吸の基礎となるメカニズムとはまったく異なった胃腸の反射だとみなされているが、脊椎のレベルで伝えられる脳幹からの投影を通じて生じると考えられる。不安やストレスが、この反射がはじまる限界をもっとも下げそうである。

バクロフェンは、筋弛緩薬であり抗痙性薬である。それは、中枢神経系の主要な抑制経路であるガンマアミノ酪酸（GABA）の神経伝達を高めることによって、脊髄の中でおもに働く。しゃっくりを引き起こす横隔膜筋の不随意的な痙攣は、脊髄を通じて調節されると考えられているので、バクロフェンはこの障害の治療にとって理にかなった選択であると思われた。

バクロフェン八〇ミリグラム（一日四回二〇ミリグラムずつ）を与えると、ラミレスとグラハムの患者は、低ナトリウム症がひどくなって入院させなければならない時点まで、もう水は飲まなかった。しゃっくりは完全に除かれたわけではなかったが、その頻度や強さはかなり低下した。

私はこの報告のコピーを、ニックがしばらくのあいだたくさんの臨床医たちによって継続管理されていた外来クリニックで働きはじめたばかりの内科レジデントに渡した。彼女はニックにバクロフェンの投与を開始し、服用量を六〇ミリグラム（一日三回二〇ミリグラムずつ）まで増やした。彼女は彼に、水の代わりにゲータレードを飲むように指導し、病院が彼にこのナトリウムが豊富な水和液を与えるよう手配した。彼女はまた、看護師が自宅に定期的に彼を訪問するようにも手配した。ニックは、そのクリニックで三週間ごとにそのレジデントに診てもらう予約を継続的に入れてもらっていた。彼女は定期的に自宅にいる彼のところへ出かけて励まし、彼女が準備した薬や行動修正のプロトコル［患者の治療遂行のための詳細なプログラム］に従っているかを監視した。ニックの経過は、ラミレスとグラハムが記述した患者の経過に著しく似ていた。つまり、バクロフェンが、彼のしゃっくりと強迫的な水の飲み方を減らすことに、ほとんどすぐ効果があったのである。

バクロフェンの服用が開始され、行動修正プロトコルが開始されて六週間後、私はニックの母親に電話した。「息子はかなりよくなっています」彼女は私に言った。「まだしゃっくりは出ますが、以前より回数も減りましたし、以前ほどひどくもありません。六週間入院もありません。現在は、三週間ごとにクリニックで診察を受けています。しゃっくりはしばらく続いてはなくなりますが、息子は以前よりうまくコントロールしています。調子のいい日もあれば悪い日もあります。今朝は、しゃっくりが三十分続きました。私は、ものすごく改善したのを見ています。息子は現在、一日にゲータレードの三二オンス（約九四七ｃｃ）入りの瓶を三、四本飲んでいます。以前は一時間に三二オンス入りの水の瓶を四から五本飲んでいました」ニックの母親は、息子には錯乱や見当識障害はないようだし、脚の筋肉の痙攣も起きていないと付け加えた。それらはすべて、とても長いあいだ周期的に彼に起こっていた重い低ナトリウム血症が減少していることを示す徴候だった。

その新しい治療計画を開始して六ヶ月のあいだに、ニックは三回しか緊急救命室にやってこなかった。そのうちの二回はやってきたあとに退院させられ、一回は生理食塩水の注入が必要なくらいナトリウム血清レベルが低かったために入院させられた。私たちには、この再発がどのようにしてなぜ起こったのか、見つけ出すことができなかった。ニックは、薬の服用指示に従い、クリニックでレジデントに診てもらう予約を守り、水分摂取をコントロールするために用意された規則を厳守した。この六ヶ月の期間のあとの十八ヶ月間、彼は緊急救命室にやってくることはまったくなく、入院させられることもなかった。

バクロフェンに加えて、しゃっくりのための補助薬として、ニックはソラジン（彼は何年も服用していたがごくわずかしか効果がなかった）、鬱病圏障害のためにプロザック、胃潰瘍のためにプリロセク〔抗潰瘍薬〕を飲んでいた。

バクロフェンと行動修正プロトコルをはじめる前に三年間、ニックは現代の病院診療科システムの隙間に落ちていた。緊急救命室は、ナトリウム血清レベルが低いのを治療するため、彼を集中治療室に入院させることで低ナトリウム血症の治療を開始する義務を果たした。退院前に、ニックは、もし水を飲みすぎることを続けたら生命が危うくなると警告された。彼はこの破壊的行動を避ける方法について提案してもらったが、まったく無駄だった。ニックは精神科病棟でも過ごしたが、そこでの介入も継続的で確かな効果をもたらさなかった。

ニックのために働く人たちの中には、その問題を内科的だと考えた者もいれば、精神医学的だと確信した者もいた。だから、三年のあいだ、ニックは死と危険な鬼ごっこをしながら病院を出たり入ったりしていた。

JCLS 88002-166

第22章　精神病性の症状の理由として見逃される譫妄

「ここにいるのはシルビアじゃない。エージェンシーが送り込んできた人間だ」車椅子に座っている九十三歳の男性はそう言ったが、その傍らには、かなり若い彼の妻シルビアが立っていた。二年前、その同じ男性は毎日『ザ・ニューヨーク・タイムス』紙を読み、毎週『ザ・ニューヨーカー』誌を読んでいた。しかし一方では、腎臓が働かなくなり、彼は透析をはじめていた。水和や異常な電解質の問題が発生していた。彼の集中力は、良いときもあれば悪いときもあった。慣れた環境が不慣れなものになった。その後、彼は自分の妻がわからなくなった。以前は元気に満ちて、精神的に活発だった男性が、今では譫妄に苦しんでおり、それは腎不全とそれを治療するための介入の結果だった。

シルビアとその夫のあいだのそっけないが意味深いやり取りは、医療の場面では起こらなかったが、私が暮らしているアパートの玄関で起こった。シルビアは、譫妄によって夫に何が起きているのかを、私に直接見てほしかった。譫妄の患者たちが緊急救命室にやってくるとき、その原因が必ずしもわかるわけではない。

精神医学の意見を求める前に患者を内科的にはっきりさせる、つまり身体疾患は精神状態に見られる変化を引き起こしていないということを確定するのが、緊急救命室のプロトコルである。しかしながら、譫妄の場合は、身体的なものと精神医学的なもののあいだに引こうとする線が続かない。この障害の重要部分である「精神医学的」症状は、明らかに中枢神経系の不調な生理機能によるものである。

二十五歳のインド人女性が、救急車で自宅から緊急救命室に搬送されてきた。彼女は、夫と三人の子どもと一緒に暮らしていた。パラメディックたちは、彼女は話が支離滅裂で、質問に対して矛盾するような答えをすると報告した。その日早くに二度、隣人たちは家庭内の騒ぎが原因で緊急医療サービス（EMS）に電話していた。その夫は酔っ払っていて、妻について役立つ情報をパラメディックたちに提供しなかった。

インディラはトリアージ担当看護師に、自分は妊娠五ヶ月であると告げた。カルテの記録によると、彼女は甲状腺機能低下症のためシンスロイド、高血圧のためヒドロクロロチアジド、理由は書かれていないがリスパダールを処方されていた。

静脈点滴ラインがインディラのヘパリン・ロック（静脈に埋め込まれたフレンジに取り付けられた針）に接続されると、彼女は怯えて、上に吊るされたその自由に曲がるチューブはヘビだと言った。妊娠五ヶ月だと言うインディラの話は、妊娠検査が陰性だったことと生理があったという事実によって、偽りであることが示された。

インディラは太りすぎで、だらしなさそうに見え、体臭がものすごかった。協力しようとする気持ちが彼女にあるにもかかわらずあまり言葉で伝えられないことが、まもなく明らかになった。インディラの声は低く、話し方は不明瞭だった。私はゆっくりと話し、もっとも簡単な単語を使ったが、彼女は私の質問の多くを理解できていないように見えた。彼女の顔の表情は変化して、茫然として無表情になったり、対話の内容に合っていない微笑みになったりした。私は、インディラのあまり流暢でない英語が、彼女がうまく環境に関わったり、私とコミュニケーションしたりできないおもな理由ではないと確信した。

インディラは私に、自分の名前と彼女が生まれたインドの都市の名前を話した。しかしながら、私たちが話していても、今どこに自分がいるのか、全然わからなかった。西暦何年かを尋ねられると、いくつか答えた（が正しいものはなかった）。インディラは自分の年齢はわかっていたが、生まれた年についてては大きく異なる年をいくつかあげた（すべて間違っていた）。壁に掛かった時計を見たあとでも、彼女は時刻を言うことができなかった。円を用意してやり、一から十二の数字で時計の文字盤を真似て描くように言うと、インディラはその円の内側にそれらの数字を縦に一列にして書いた。時計の文字盤のような円を与えて、特定の時刻を表すように短針と長針を描くように言うと、彼女は面食らった。この若い女性の感覚中枢がはっきりしていないことは明らかだった。

インディラは、理由は言えなかったが気分が落ち込んでいることを認めた。食欲は普通だったが、睡眠時間は、彼女がはっきりさせることができない期間、明らかに減っていた。彼女が「ヘビ」や妊娠など以外に精神病性の体験をしているのかどうか、私には判断できなかった。インディラは私に、近くの病院の精神科病棟に最近入院したことがあると話したが、彼女はそれがどこで、いつ、なぜだったのかがわからなかった。現在何か精神科のケアを受けているかどうかも話さなかった。彼女は、自分の精神科の診断も、リスパダールを処方されている理由もわからなかった。彼女は、何か薬を飲んでいるかどうか、私に話すことができなかった。彼女の夫に何度も電話したりボイスメールを入れたりしたが、応答はなかった。私がインディラを診ていたのは午前三時から四時三十分のあいだだったので、彼女がかつて精神科に入院していた病院から情報を得ることができる見込みはほとんどなかった。インディラが病気になる前にどのような様子だったのかを探り出す方法がなかった。

インディラが譫妄状態であることはすぐにわかったが、私にはその理由がわからなかった。緊急救命室の担当医は、彼女を内科のベッドに入院させる必要があることに同意した。

緊急救命室では、インディラの生化学検査からは、低カリウム血症（一リットル当たり三・〇ミリモル）と高血糖症（一デシリットル当たり一六三ミリグラム）であることがはっきりしていた。アルカリホスファターゼレベルは、一リットル当たり一九三単位、アスパラギン酸アミノトランスフェラーゼ（AST）レベルは一リットル当たり九五単位、そしてアラニンアミノトランスフェラーゼ（ALT）レベルは一リットル当たり一四二単位で、すべて正常値より高かった。血液学検査値は、正常範囲内だった。ノンコントラストのコンピューター断層撮影（CT）スキャンの結果、異常は見られなかった。血液毒素分析の結果は、アルコールもドラッグの濫用も陰性だった。

入院二日目、インディラは精神科医の診断を受けたが、その医師は彼女が錯乱して見当識障害であると記録した。彼女は愛されていないことについて長々と話し、自分の食べ物には毒が入っていると主張した。その精神科医は、彼女の夫にもその他の家族にも連絡を取ることができなかった。彼は、五ヶ月前に一週間精神科に入院したとき、インディラがヘビとネズミを見たことがあると話し、偏執病的思考を現していたことを知った。退院時の診断は、精神病的特徴のある大鬱病で、統合失調症の可能性は排除された。リスパダールが処方された。

この入院でもっとも際立った発見は、インディラの甲状腺刺激ホルモン（TSH）レベルが、一ミリリットル当たり四七ミリ国際単位、つまり正常値の上限の十倍（正常値の範囲は、一ミリリットル当たり〇・四九から四・六七ミリ国際単位）だということだった。重い内分泌の不均衡は、譫妄と鬱病を引き起こすことが知られている。インディラは、シンスロイドをたぶん服用していなかったので、病院でこの薬の服用を再びはじめた。どういうわけか、彼女の最初の甲状腺刺激ホルモンレベルしかカルテに記録されていなかったので、インディラが入院中ホルモン補充にどのように反応したかを知る方法がなかった。六ヶ月前に同じ病院の内科に入院したとき、やはり譫妄の症状が見られたが、甲状腺刺激ホルモンレベルは、一ミリリットル当たり二二六ミリ国際単位だった。

インディラの肝炎検査の結果は、陰性だった。肝臓の酵素レベルが上がった理由はわからなかったが、リスパダールがその原因である可能性があったので、それを中止してジプレキサが選択された。一九八八年、サンディエゴ復員軍人庁メディカルセンターのデニス・F・ダーコとその同僚たちが、精神病性の特徴を持つ重い甲状腺機能低下症の症例を報告し、それは自己免疫性慢性リンパ性甲状腺炎に原因があり、その場合患者のアスパラギン酸アミノトランスフェラーゼとアラニンアミノトランスフェラーゼのレベルは上昇しているとした。肝臓酵素活動の増加は、重い甲状腺機能低下症では一般的ではないがよくあることだった。シンスロイドで新陳代謝が修正されると、ダーコの患者の酵素レベルは正常に戻った。

内科のベッドで三日過ごしたあと、インディラは別の病院の精神科病棟へ転院させられた。

多くの譫妄が見逃されている

インディラを評価するために私に電話をしてきた緊急救命室の担当医は、譫妄の診断を見逃していた。一九九五年、セント・ルイス大学保健科学センターのＬ・Ｍ・ルイスとその同僚たちが、『ジ・アメリカン・ジャーナル・オブ・エマージェンシー』誌に発表した論文の中で、ある都市部にある教育病院の緊急救命室の医師たちは、老人患者たちの一七パーセントしか結局は譫妄であると正確に識別できないということを示した。ジョンズ・ホプキンズ大学の精神医学科教授フィリップ・Ｒ・スレイブニーは、譫妄についての洗練された記述的現象学を編集し、彼の著書『医学実践における精神医学的側面』の中で、鑑別診断のための実践的指針を提供した。「とても多くの場合」彼は指摘している。「譫妄は、考慮されないので認められない」

ルイスの研究が示したように、緊急救命室という強く疑うべきところの老人患者たちについてさえも、多くの譫妄が見逃されている。私が緊急救命室で診てきた譫妄はほとんど、低ナトリウム血症、抗コリン作動性毒性、低血糖症、アルコール禁断症状、テトラヒドロカナビロール（ＴＨＣ）中毒が原因だった。低ナトリウム血症、抗コリン作動性毒性、低血糖症、あるいはアルコール禁断症状によって譫妄が起こっている患者たちは、内科への入院が必要である。テトラヒドロカナビロール（TH C）中毒で、そうでなければ内科的に安定している患者たちは、精神科病棟へ入ることもある。

『DSM-IV』は、譫妄の診断のための次の基準を示した。

A. 注意を集中し、維持し、他に転じる能力の低下を伴う意識の障害（すなわち、環境の認識についての清明度の低下）。
B. 認知の変化（たとえば、記憶欠損、見当識障害、言語障害）、または、すでに先行し、確定され、または進行中の認知症ではうまく説明できない知覚障害（妄想と幻覚を含む）の発現。
C. その障害は、短期間のうちに出現し（通常は数時間から数日）、一日のうちで変動する傾向がある。
D. 病歴、身体診察、あるいは臨床検査所見から、その障害が一般身体疾患の直接的な生理学的結果により引き起こされたという証拠がある。

譫妄は、中枢神経系生理機能の撹乱であり、意識を曇らせ、人の環境とのつながりを断ち切ってしまう。認知が普通は冒されて、視覚に入る中立的要素が脅迫的として知覚されることがある。譫妄状態の患者は、通常の自己とは根本的に異なるように見え、錯乱し、奇妙で、近寄りがたく、そして「意識が朦朧としている」ことが多い。通常の会話の簡単な言葉のやり取りが不可能である。

譫妄の顕著な特徴は、その長期間続く症候群の症状が移り変わるということである。この独特な盛衰は、診断をやりにくくすることがあるが、それはどんな断続的な問題も明らかにすることがより難しいからである。一人の譫妄の患者を異なるときに診る臨床医たちは、その症状は日中よりも夜中に悪化することが多いのだが、変化した状態の症状があるときやないときにその患者を診るかもしれない。究極的には、変動するのは意識レベルであり、これは生理的撹乱の程度の変化に続くものかもしれない。

多くのいろいろな生理的ストレス要因に、譫妄につながる最終的な共通の経路がある。その一部には、薬、薬の過剰摂取、アルコール、ベンゾジアゼピン、またはバルビツール酸塩の禁断症状、代謝異常、感染、血管障害、外科手術が含まれる。抗コリン作動性の薬は、特に高齢の、あるいは内科的に危うい状態の患者たちの場合、害を及ぼすものとして悪名高い。皮肉なことに、そして悲しいことに、このような集団の譫妄の多くが医原性［治療が原因で起こる］である。

精神医学の意見を求める前に患者を内科的にはっきりさせる、つまり身体疾患は精神状態に見られる変化を引き起こしていないということを確定するのが、緊急救命室のプロトコルである。しかしながら、譫妄の場合は、身体的なものと精神医学的なもののあいだに引こうとする線が続かない。この障害の重要部分である「精神医学的」症状は、明らかに中枢神経系の不調な生理機能によるものである。

鑑別診断

医学の症例の場合によくあることだが、譫妄の正しい診断は、正確な鑑別診断にかかっている。インディラは、見当識障害、禁断症状、鬱病、偏執症、視覚認識の歪み、妄想を含む精神医学的症状のために、私のところへ回されてきた。

インディラは、私が緊急救命室で彼女を診る五ヶ月前に精神科病棟に入院させられたとき、間違って私は考えているが、精神病性の特徴を伴う大鬱病だと診断された。面接をしたとき、彼女は大鬱病の症状の多くがあることを報告したし、身体的にもそれらが現れていた。それらは、悲しい気持ち、自分の周囲に対する関心の欠如、無感動、無気力、睡眠時間の減少、無力、そして交互に悲しくなったり不適切になったりする感情である。

インディラの深刻な意識障害は、時間と場所に対する見当識の欠如を含め、重い鬱病の特徴でさえないが、譫妄によく見られる。彼女は自分の最近や過去の生活についてのもっとも一般的な事実しか話してくれず、付随する情報もほとんどないので、私は彼女の鬱病が発病した経過を判断することができなかった。インディラの娘はパラメディックたちに、母親は「こんな感じ」で、先月は三回、本質的に「意識が朦朧として」いたと話した。症状の盛衰は譫妄の特徴であるが、鬱病の特徴ではなく、それは彼女の著しい甲状腺機能低下症の直接の生理学的結果である。

五ヶ月前に入院しているとき、インディラは偏執性で、幻視があることを話した。彼女の退院時の診断では、統合失調症は除外されていた。緊急救命室での評価のとき、インディラには最低でも、(静脈点滴ラインがヘビのように見える) 感覚の歪みと考えなければならないものがあった。彼女は、妄想性でもあった (彼女は生理があるにもかかわらず、自分は妊娠していると思っていた)。人々が当然と考えている現実からこのように逸脱することは、統合失調症の症状である場合もあり、他の精神病障害と一緒にその診断も考慮される必要がある。

先月のあいだは、インディラの精神病性の症状は、彼女が抗精神病薬を服用していたかどうかしだいで出たり出なかったりしたと主張できたかもしれない。しかし、私がこれまで診てきた補償作用が喪失した統合失調症患者たちの中で、インディラのように視覚の歪みのある患者は一人も思い出すことができない。幻聴は統合失調症患者が再発した場合によく起こるもので、その患者たちの基準となるものでもある。ヘビが見えるとインディラが言ったのは、統合失調症よりもむしろ譫妄と一致している。アルコール、ベンゾジアゼピン、またはバルビツール酸塩の禁断症状がある患者も視覚の歪みが見られるが、インディラがこういった物質のどれかを濫用していたという証拠はない。

インディラの症状をもっともよく説明している診断は、甲状腺機能低下症による譫妄である。一九四九年、R・アッシャーは『ブリティッシュ・メディカル・ジャーナル』誌に、甲状腺機能低下症の十四の症例を記述している画期的な論文を発表した。彼は、インディラと同じくらい重い甲状腺機能低下症に伴うことがある、しばしば突然の、ときには劇的な精神状態の変化を呼ぶのに、粘液水腫精神異常という用語を使った。粘液水腫、つまり皮下組織の硬くて非圧痕性の腫れは、この内分泌の撹乱を表す提喩的同意語になった。インディラの精神病性の症状は、典型的な粘液水腫の狂気だった。彼女の体型もその輪郭に当てはまる。つまり、膨れて無感動な顔、肉のたるんだ締まりのない身体、重そうな歩き方である。

インディラの錯乱、見当識障害、視覚の歪み、そして妄想が、シンスロイドの服用を再開したあとになくなり、甲状腺機能正常の状態が達成されれば、譫妄・粘液水腫の診断は、ほとんど確定されるだろう。もしそうでない場合は、精神医学的症状についてさらに調べる必要がある。スレイブニーが指摘したように、「精神障害に関する限り、譫妄はすべてに勝る」のである。その一方で、もしインディラの甲状腺機能がシンスロイドで正常化しなければ、内分泌腺のさらなる精密検査が必要であろう。インディラのような重い甲状腺機能低下症は、積極的に治療するべきであるが、それは内分泌障害が長引くと脳の神経細胞に大きな悪影響を及ぼすからである。アッシャーは一九四九年の論文の中に、「粘液水腫が治療されないまま放置されればされるほど、回復の見通しはより悪くなるだろう」と記述した。

医学文献に見られる患者

譫妄には二つの側面があり、それらは変化する意識や行動の正反対の両極性を有している。譫妄の患者は交互に、活動低下で注意力が低くなったり、活動亢進で注意力が高まったりする。私が緊急救命室でインディラを診たときは、彼女は活動低下・注意力低下のタイプを典型的に示しており、彼女は黙っていておとなしく、面接に参加する気持ちがあった。

ダラは、その緊急救命室での評価とその後の入院のことが『ザ・ニューイングランド・ジャーナル・オブ・メディスン』誌のマサチューセッツ総合病院の症例記録集において報告されているが、典型的な活動亢進・注意力過多タイプだった。彼の行動は最終的に、誤って、躁病に由来していると考えられた。

インディラのように、十六歳のダラは精神状態が変化したために緊急救命室に連れてこられた。突然、彼は錯乱状態になり、「たわごとを言い」はじめた。いつもは静かな少年だが、彼は冒涜的な言葉遣いで、世話をしてくれる看護師たちにつばを吐きかけた。ハルドールを投与されたあとだけ、彼は扱いやすかった。ダラはその後過呼吸になり、「硬直した」状態になり、マサチューセッツ総合病院に搬送された。尋ねられる質問のほとんどに対する彼の答えは、最小限度だった。彼は病院にいることは認識していたが、何日なのかについても何月なのかについてもわかっていなかった。

カンボジアで生まれたが、ダラは幼児の頃からずっと米国にいた。彼は、重い内科疾患にかかったことや精神疾患にかかったことは一度もなく、処方薬も服用していなかった。過去にマリファナをやったことはあったが、緊急救命室でさらに行なった血液毒素分析の結果は陰性だった。下痢を起こしたあと、彼の母親はカンボジアのハーブティーを彼に飲ませていた。その後あるときに、彼は精神錯乱の状態になった。

入院中に、ダラはさらに筋肉硬直が発現したことがあったが、アティヴァンで和らいだ。彼のクレアチンキナーゼ（CK）レベルは一リットル当たり六二〇単位だった（正常値の範囲は、六〇から三二〇単位）。ダラの錯乱と見当識障害は続いていた。彼の体温が三七・七度を超えることは決してなかった。筋肉の硬直とクレアチンキナーゼレベルの上昇から、神経遮断薬性悪性症候群（NMS）が考慮されるべきであっただろう。しかしながら、熱がないことや、この薬剤誘発性神経学的状態からすると、神経弛緩薬性悪性症候群はダラの症状を説明できるものとしての可能性は低かった。

入院二日目、毒物科がダラの尿の中にストリキニーネを確認した。ストリキニーネ中毒は、重い筋肉硬直と精神変容状態を引き起こすことがある。カンボジアのハーブ製品の中には、ストリキニーネを含むものがあることが知られており、他に消化不良の原因が確認されないので、ダラは母親に飲まされたハーブティーの中のストリキニーネによって中毒を起こしたと結論づけられた！

ダラの入院は、通常のストリキニーネ中毒の患者よりも長かった。彼が摂取したハーブ製品には、ジフェンヒドラミンとクロルフェニラミンが含まれていたが、それらは彼の血液と尿の中でも見つかった。こういった抗ヒスタミン薬の抗コリン作動性の効果が、胃腸の運動性とストリキニーネの吸収を低下させ、事実上は中毒を引き延ばした。

入院中に、ダラの神経筋の症状は徐々に消散した。重くて長引いた筋肉の硬直は、横紋筋変性やミオグロビン尿症を引き起こすことがあり、それが今度は腎不全につながることがある。クレアチンキナーゼレベルが上昇したにもかかわらず、ダラはこの合併症を起こさなかった。

ダラは断続的に、興奮し、怯え、妄想性を示し、見当識を失った。「断続的に」というのが、ここでのキーワードである。マサチューセッツ総合病院の症例記録集にある論文によると、「リスペリドン（商品名リスパダール）の投与が、部分的に彼の精神状態の改善につながった。十一日間入院したあと、彼は精神疾患だという一致した診断で退院させられた。彼は現在精神科医に診てもらっている……彼の精神疾患は寛解期にあるように見え、彼は自宅でも学校でもとてもうまく機能している」

ダラは、ストリキニーネ中毒とともに、急性精神疾患と双極性障害という診断で退院させられた。彼に処方された薬は、リスパダール、アティヴァン、デパコート、そしてコジェンティンだった。

ダラは、精神科の患者になったのだ！

『ザ・ニューイングランド・ジャーナル・オブ・メディスン』誌の編者への手紙の中で、私はダラの精神科の診断が、どうしてポール・Ｒ・マックヒューが「精神医学的不幸」と呼ぶものになったと思うのかを説明した。その手紙は採用されなかったが、別の手紙が公表されることが認められ、それが同じ意見を表しているという説明が添えられていた。その手紙は、Ｃ・Ｊ・ライアンとＪ・アンダーソンによるもので、元の論文の著者たちからの回答なしで掲載された。

ダラの突然で猛烈な精神状態の変化を説明するためには、譫妄であると診断するのが十分であると、どちらの手紙においても主張されていた。診断を鑑別する経過においては、彼を診た医師たちは「急性錯乱状態」（身体論者の医師たちが使う譫妄をより描写的に表す語）は認めたが、退院時の診断には急性錯乱状態も譫妄も含まれていなかった。譫妄が、その医師たちは別名で認識していたが、ダラの錯乱、支離滅裂な話し方、特徴のない興奮と罰当たりな言葉、気分の変化、そして精神疾患の原因であったかもしれないということが見逃されていた。たとえそれらの症状は断続的であると記述され、断続性が譫妄の顕著な特徴であるとしても。

ひょっとすると、ダラの譫妄が明らかになるのにかかった時間が、医師たちが別の精神医学的原因がもたらされなければならないと考える一因だったかもしれない。ダラが飲んだハーブティーの中のジフェンヒドラミンとクロルフェニラミンが、異常に長引く彼の筋肉硬直の原因だったかもしれないというもっともらしいその医師たちの説明にもかかわらず。譫妄に伴う精神状態の変化は、譫妄と一緒に消散することが知られているが、生理的に戻ることと正常な精神状態に完全に戻ることとのあいだには時間のずれがある場合がある。感情の安定を取り戻すのに、他の患者よりも時間のかかる患者もいる。

鬱病患者たちのように、躁病の患者たちは、譫妄状態のように見える変化を示す場合がある。しかしながら、躁病患者たちには、譫妄に特徴的な重い認知障害を伴う曇った感覚はない。譫妄の患者たちは活動亢進状態で手に負えないこともあるが、躁病患者のように大げさで誇大妄想的なところはない。

『DSM-IV』は、疑いのある生理学的要因が気分の症状の原因として除外されるまでは、双極性障害（あるいは躁病のみ）であると診断されないことを明らかにしている。病院から退院させられたときにダラは部分的にまだ譫妄の深刻な影響を受けていたことや、彼には精神疾患の病歴がなかったということを考えると、双極性障害や急性精神病の診断は下されるべきではなかった。今一度、スレイブニーの観察が適切である。「精神障害に関する限り、譫妄はすべてに勝る」

リスパダールは、患者や病院スタッフたちにとって面倒な譫妄の症状をコントロールするのに使われることがある。ひょっとすると、アティヴァンだけが、譫妄が自然の経過をたどるまでダラの興奮を抑制しておくのに十分だったかもしれなかった。この場合はデパコートを処方することは不必要だったかもしれない。

次のパラドックスを考えてみるといい。思考、感情、そして行動のあらゆる逸脱が精神障害と呼ばれるに値すると考えられるとき、譫妄の無数の現れ、つまり脳の基本的な化学的不均衡は、気づかれないままであることが多い。

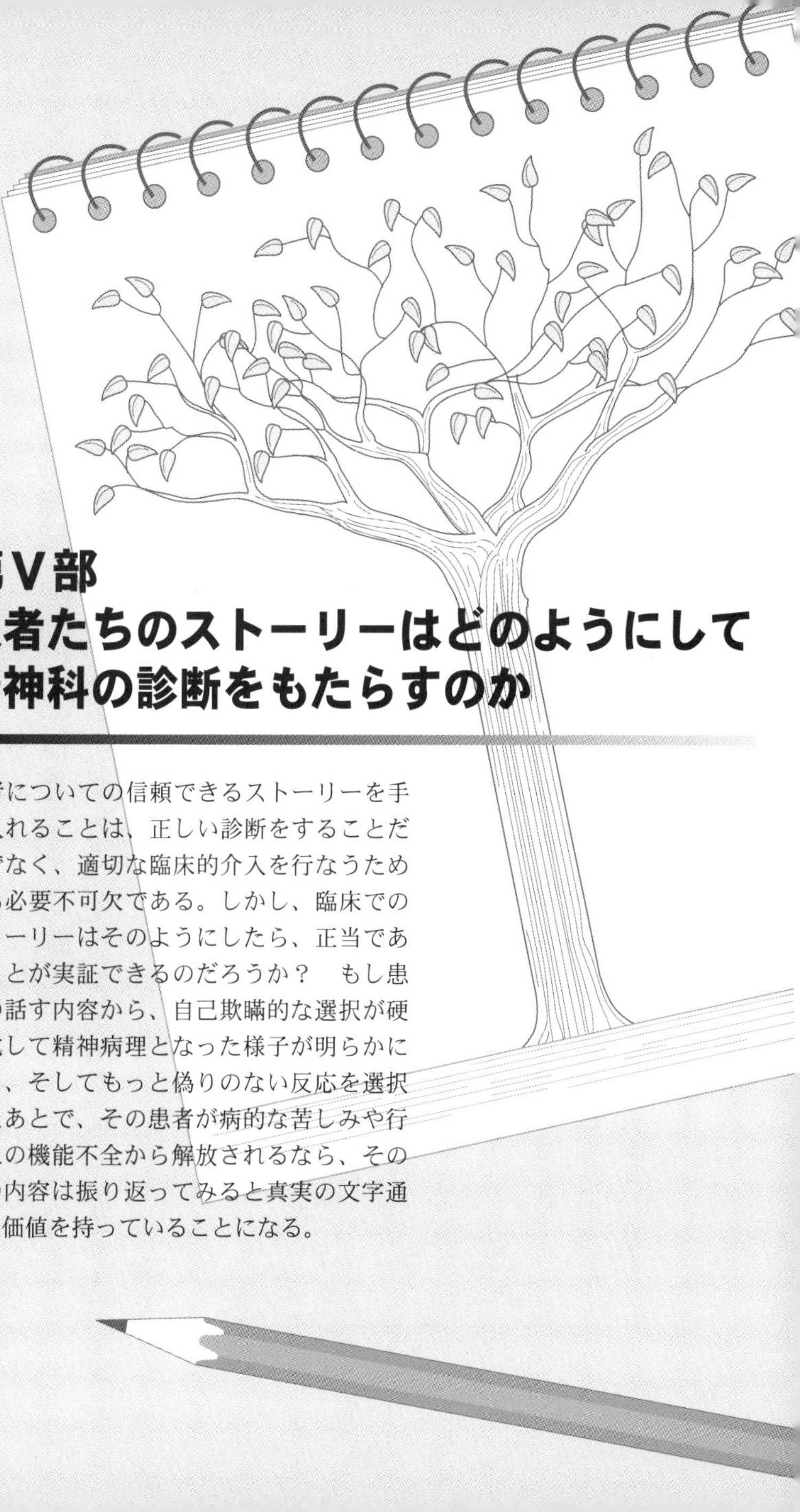

第Ⅴ部
患者たちのストーリーはどのようにして精神科の診断をもたらすのか

患者についての信頼できるストーリーを手に入れることは、正しい診断をすることだけでなく、適切な臨床的介入を行なうためにも必要不可欠である。しかし、臨床でのストーリーはそのようにしたら、正当であることが実証できるのだろうか？　もし患者の話す内容から、自己欺瞞的な選択が硬直化して精神病理となった様子が明らかになり、そしてもっと偽りのない反応を選択したあとで、その患者が病的な苦しみや行動上の機能不全から解放されるなら、その話の内容は振り返ってみると真実の文字通りの価値を持っていることになる。

第23章　精神科診断における患者の物語「大切なのは患者の話すストーリーだよ、そんなこともわからないのか！」

「哲学における原理は、私たちの経験を通じて証明されてやっと原理となる」詩人ジョン・キーツはそう書いているが、彼は医師でもあった。こういったときには、高鳴る心臓は、脳が自ら理解するものに反応しているようである。

緊急救命室で八年間勤務し、二千人以上の患者を評価したあと、私は患者の置かれた状況についての真実が、自分に明らかになる瞬間がわかるようになった。つまり、その人の人生が何によって左右されるのかがわかるのである。頭と体でそれがわかる。ときどき、ドクター・キーツに起こったように、エピファニー、つまり経験を通して直観的に事実の全貌をつかむことによって、心臓の鼓動が速まることもある。私が聞いたり、見たり、そして感じたりするものが統合するときに、その瞬間は訪れるので、最初は隠されて矛盾しているものが、明らかになり筋が通ることによって、その患者の真実のストーリーがわかるようになる。

「馬だと思え、シマウマだと思うな」は、医学診断の原則である。つまり、私たちがより多くの場合を目にするのは、よりありふれたほうの動物であるということである。本物でないストーリーに動かされると、過剰に病理学的に検討し、過剰診断し、過剰治療する精神医学の傾向によって、多くのシマウマが生まれ、それらの中には緊急救命室へなんとかたどり着くものもある。ひょっとすると、困った馬をもっとさらに困ったシマウマに変えてしまうこういったストーリーの最悪の結果は、馬たちが本当の問題を見つけ出して対処する機会を得ることがないということである。

緊急救命室で患者の信頼できるストーリーに到達したあとで、それはかなり苦労して究明したあとであることが多いが、間違った診断につながった偽のストーリーのことを聞かされることがある。アリスはわずかに精神遅滞のある十三歳の少女だが、こういった活動においてもっとも劇的で忘れられないものの一つであった。アリスは、通っている学校からの緊急要請で、警察によって連れてこられた。彼女は興奮し、スクールナース［学校で保健指導や疾病・傷害の予防およびケアを行なう専門看護師］に、声が聞こえ自分自身を傷つけることを考えていると話した。アリスは里子として育てられ、社会福祉課のソーシャルワーカーを割り当てられていた。このソーシャルワーカーが病院に呼ばれ、私が面接をはじめるときにアリスと一緒にいた。私はそのソーシャルワーカーにラウンジで待つように言い、その患者に話をしたあとで相談することを保証した。

私が診るまでにもアリスは興奮したことはあったが、あまりやっかいなことはなかった。彼女は、落ち着きがあり、愛想がよく、そして話そうとする気持ちがあった。詳細をすべて覚えていないが、彼女は虐待を受けたことはなく、いくつかの里子を預かる家庭に預けられていた。躊躇せずに、アリスは養母のボーイフレンドが自分に家にいてほしくないと思っていることに気づいてから、最近の危機がはじまったと私に言った。彼女は、現在の保護の取り決めが、以前そうだったように、失敗に終わることを恐れていた。アリスは、新しい家族にもうすぐ「ダンプされる」と思った。この恐怖に直接どのように対処していいのかわからないので、彼女は学校で騒々しくなって、スクールナースに声が聞こえて自殺したい気がすると話すという行動に出たのだった。

社会福祉課から届いたアリスについての書類には、彼女が統合失調感情障害だと診断されたことが記録されていた。彼女は、抗精神病薬と気分安定薬を服用していた。アリスが緊急救命室に連れてこられる原因となった出来事の重大さについて理解しようとする前に、どのようにして彼女が統合失調感情障害と診断されることになったのかについて、私は知る必要があった。最初に、私は幻聴について彼女に質問したが、それは彼女がその日早くに声が聞こえたと主張したからだった。私は、彼女が心の声、つまり、特にストレスが激しくなるとか重要なことがうまくいかないときに誰もが経験したことのあるものを、病気による（心がいたずらしている）もので異常な神経基質によって引き起こされるものと区別できるかどうかを判断しようとした。ためらうことも困惑することもなく、アリスは答えた。「声が聞こえたことはないわ。自殺したいと思ったことはないわ。ほしいものが手に入らないときには必ず言うわ」これがアリスについての決定的瞬間だった。ひょっとすると、彼女は緊急救命室にいるから、あるいはもしかすると、聞こえたと彼女が主張する声のことについて私が彼女に直接向かい合ったために、彼女はいんちきな話をやめたのかもしれなかった。彼女は私に、自分自身を傷つけるようなことは一度もしたことがないと保証した。

幻聴を主張するアリスの言葉を額面通りに受けとり、（そのあと彼女の精神科記録の一部になった）統合失調感情障害の診断を下した最初の臨床医は、臨床上の懐疑的態度が不十分なためにアリスが話したことを急いで信じてしまったのだろうか。もしアリスが私に対しては真実を語っていたとすると、彼女の診断をもたらした当初のストーリーは偽のものだったということになる。作り上げられた幻聴が、その診断で間違いなく重みがあったのだ。統合失調症圏障害の症状は、病歴を調べたときに一つも発見されなかったし、面接のときも明らかにならなかった。

アリスの担当になった看護師は、アリスがかつて嘘をついていたことを考えて、どのようにして彼女が今は嘘をついていないと私が確信するようになったのかを聞いてきた。私は、アリスは私に嘘をつくことで得るものなど何もないし、声が聞こえ自分自身を傷つけたいという当初の話に固執することですべてのものを手に入れていたのだと答えた。以前は、この話をすることで、彼女はメンタルヘルス専門の臨床医たちの関心を引き、何度か入院することもできた。彼女はもろいあるいは満足できない生活状況から連れ出され、社会福祉課によって交渉を有利にする力をさらに手に入れ、その課は精神病性の症状が関係しているとさらに心配してくれるのだった。私はソーシャルワーカーに、アリスが声や自分自身を傷つける恐れをでっち上げていたことを認めたことについて話し、この情報をアリスの薬を処方した精神科医に提供するように頼んだ。

私が緊急救命室で診た他の患者たちは、アリスのように臨床医を故意に欺くのではなく、結果的に自分自身を欺くことによって、統合失調症か双極性障害という間違った診断を受けた。その患者たちは、（もしかすると、他の患者たちに声が聞こえているという話を聞いたので）声が聞こえているかもしれないと思い、そのことをメンタルヘルス専門の臨床医に報告し、その主張を額面通り受けとらせた。そして診断を受けたあと、その患者たちは自分には幻聴が聞こえているに違いないと結論づけた。診断の得意な医師の共犯によって、これに誤って納得したのだ。その仮定された感覚に関する経験は、偽記憶症候群において、人々がどのように過去に起こった出来事を、その出来事が特に権限のある人物によって補強されるときに、起こったという「暗示」と区別できないかを思い出させる。こういった患者たちは、気がついてみたら自分自身や他の人たちに、しばしば関わりのある人たちみんなを犠牲にして、誘導されたストーリーを語るのである。

患者の幻聴の評価をする場合に、私は「あなたは今声が聞こえていますが、あなたが今聞いている声は私の声だということがあなたにはわかっています（患者の多くはここで肯定的にうなずく）。今までに声が聞こえたのに誰が話しているかはっきりしないことがありましたか？」と言ってから開始する。私には、この二つの文が幻聴だと診断するか、あるいは幻聴を否定する道を開く一致点を生み出すということがわかっていた。多くの患者たちは私に、通りを歩いているときに名前が呼ばれるのが聞こえてきたけれども、誰が呼んでいるのかわからなかったと言う。部屋に一人きりでいるときに、声あるいは会話の一部が聞こえたと言う患者もいる。さらに尋ねてみると、その患者たちは、こういった音は自分たちに見えない誰かから、あるいは隣接したアパートの壁を通して聞こえてきたのかもしれないと認める。こういった報告は、幻聴を示すものではない。

不法ドラッグかアルコールに依存していて、その中毒のために貧困でホームレスになっている多くの患者たちは、「声が聞こえている、自殺したい」と言いながら、緊急救命室にやってくる。その患者たちは、二、三日食事を与えてもらって宿泊させてもらうために、精神科病棟に入院させられることを望む。「その声はなんて言っているんですか？」私は尋ねる。もっともよくある答えは、「お前自身を傷つけろ」、「終わりにしろ」、「自殺しろ」、「お前は役に立たない」、「お前は結局何の価値もない」、「お前はここに存在する理由がない」、「死んだ母親（あるいは父親、兄、姉）のところへ行け」である。

こういった患者たちのほとんどは、自分自身を気の毒に思い、自分自身をけなす理由が十分あると、すぐに認める。そのような患者たちは、家族、配偶者、友人たちを、しばしば強く批判するし、虐待したり裏切ったりすることもあった。私はこういった患者たちに、聞こえると主張する「声」が実際は声なのか、あるいはその声が「あなたが自分自身に話しかけているあなたの心のようなものの一部で、ときどき私たち誰もが耳にするもの、または誰か他の人があなたを批判している記憶」なのか、どのようにしてわかるのかを尋ねる。（分割できない自己を、診断において隠喩的な部分に分割することを読者にお詫びする。）

患者たちの多くは、私が何か面白いものを見つけていると今感じはじめている。患者たちの顔の表情は、訳知り顔の表情に変容し、安堵感の表情を見せるときもあるが、それはもしかすると精神病性であるという見せかけを今やめることができるからかもしれない。「もしかすると、そうかもしれません」というのがよくある返事で、私に本当のように聞こえる言葉である。「それはたぶん、本当は声じゃないかもしれない」こういった種類の声が聞こえると最初は報告する患者たちの大部分は、他の命令をする、あるいは他の意見を述べる声が聞こえたことがあるというのは否定する。ホームレスで、コカインかヘロインの陽性反応がある人に聞こえる幻聴が、自分を非難するような命令だけに限られていると考えることはできないのではないだろうか？　ほとんどの患者たちは、面接が終了するまでには事実を認め、ドラッグをやめて、生活する場所を見つけ、そして自分の中毒によって傷つけてきた人たちに償いをする必要があることに同意する。

この点が明らかになっても、その臨床医は、患者の非精神病性の内面的な「声」が、その患者の本当の話を構成するものかもしれないが、自己を傷つける重大な恐れを表しているかどうかを判断しなければならない。純粋に自殺を願うのに、幻覚を駆使する必要などないからだ。

緊急救命室で二千人以上の患者を評価した結果として、私は本当に声が聞こえていると私が考える患者をたぶん十五人診てきたが、そのうちの約半分はそれを否定した。私がその患者たちの精神病を推測したのは、内面的な刺激に対する明らかな反応を直接観察するか、疑いのない証拠と思われるものを提供した臨床医あるいは家族の言葉を受け止めたことによる。それらはおもに、本当に双極性障害または統合失調症で、薬の服用をやめているかストレスが高まっている患者たちであった。重い鬱病にかかっている患者たちも少数いた。その患者たちの声は直観的にわかり、経験を通じて「立証される」ものだった。

「声が聞こえる」という患者の報告が、本当の精神病性の経験を表しているかどうか判断することがきわめて重大である。この点に対する判断は、その人の世界を二つに分けるだろう。患者がどちらの半分に割り当てられるか、そして存在するかによって、その患者は別々の自己認識、他人からの反応、診断、治療、そしてきっと結果を得ることになるだろう。患者たちに、実際はそうではないのに精神病性の経験をしているのだと信じることを促進する臨床医たちは、重大な危害を与える可能性がある。

患者のストーリーに耳を傾けて、そこから診断に進もうとしている臨床医は、十四世紀のスコラ哲学者ウィリアム・オブ・オッカムの格言を心に留めておくのが賢明で、その格言は現代思想に今なお影響を与えている。それは「オッカムのかみそり」で、思考節約の原理としても知られているものであり、ある現象を説明するのに多数の方法があるときは、最小の、つまりもっとも大胆でない仮説を必要とする方法をとるべきだということである。必ずしも本当のように聞こえないストーリーを引き延ばす患者たちの労作には、聞き耳を立てるべきである。こういった大げさな行為に対しては、異議を唱える必要がある。もし真実なら、綿密な調査に堪えるであろう。ほとんどの患者たちは、この種の粘り強さを理解し尊重する。もちろん、医師や自分自身を騙そうとする自分の努力に対する侵害行為に対して、憤慨する患者もいる。しかし最終的には、医師がその嘘を受け入れて、その患者たちが助けられることはない。

患者の以前の診断が間違っているのではないかと思うときは、その患者の計画的な嘘または自己欺瞞について、そして引き続いてストーリーを念入りに作り上げ、それが人を疑わない臨床医に誤って精神障害の診断をさせることにつながったということを想像してみるといい。サブテキスト（本当のストーリー）が発見されて事実が明らかになるとき、より小さな診断でその事実を説明できるかどうか自分自身に問いかけてみるといい。オッカムのかみそりにその歪曲している労作をそぎ落とさせるといい。

「馬だと思え、シマウマだと思うな」は、医学診断の原則である。つまり、私たちがより多くの場合を目にするのは、よりありふれたほうの動物であるということである。本物でないストーリーに動かされると、過剰に病理学的に検討し、過剰診断し、過剰治療する精神医学の傾向によって、多くのシマウマが生まれ、それらの中には緊急救命室へなんとかたどり着くものもある。ひょっとすると、困った馬をもっとさらに困ったシマウマに変えてしまうこういったストーリーの最悪の結果は、馬たちが本当の問題を見つけ出して対処する機会を得ることがないということである。

この重要な考えは、私が個人開業で診たある患者のストーリーによって信頼できるものになっている。四十代半ばの女性ティーナは、彼女が加入していた保険では、彼女が十年以上関わってもらっていた精神科医の診察料をもう払うことができなくなったあとに、私が一緒に仕事をしていたグループにやってきた。その精神科医は、ティーナを双極性障害（躁鬱病）だと診断しており、十年間にわたってリチウムを投与し続けていた。ティーナが典型的な演技性であることは、すぐに明白になった。彼女は、『DSM-IV』の演技性パーソナリティ障害の基準に容易に合致したのだ。彼女は、リチウムを服用していた十年間に躁病エピソードを一度も起こさなかっただけでなく、軽躁病になったこともなく、ただ派手に演技性であった。ティーナのもっとも高揚した状態ももっともふさぎ込んだ状態も、双極Ⅱ型障害の基準にさえ合わなかった。

ある同僚の精神科医は、ティーナは間違って双極性障害であると診断されたのだと、満足のいくように判断し、リチウムの量を徐々に減らした。ティーナは躁病にも軽躁病にもならなかったし、さらに不安になったが、さらにふさぎ込むことはなかった。十年以上のあいだ、ティーナは、自分の「気分の変化」はリチウム以外自分にはどうすることもできない化学的不均衡によって引き起こされているのだという精神科医の言葉を受け入れてきた。パーソナリティ障害の患者たち、特に演技性と境界性パーソナリティの構造は、気分の変化があり、時には急激な変化が起こることもある。もし患者のストーリーやダイナミクスがそのようなパーソナリティの構造を示しているならば、それこそが取り組むべき主要な問題である。最初の気分障害を診断し薬で治療することによってのみこういったダイナミクスを治療しようとすると、完全に要点をはずすことになる。

私は治療のために、ティーナを毎週診た。彼女は利口で、自分が直面した幼年期や青年期の重圧に対する彼女の演技性の防衛を作り出した自己欺瞞を認めた。約二ヶ月間治療したあと、弱められた彼女の防衛から生まれた不安は、彼女が何とかできないくらい強まった。彼女の人生についてのストーリーの意味を発見するときに、私が性急に判断しないようにしていたにもかかわらず、彼女は化学的不均衡の名のもとに夫や娘に与えたかなりの苦痛について罪の意識を感じた。私が彼女のためにしたことに対して私に（心から、だと私は思っている）感謝をしたあとで、彼女は私を解雇し、誰か他の人と一緒にやるつもりだと言った。

もし正確な精神医学的診断がティーナやその他の患者に対して下されるなら、語られたストーリーは独自性を取り除き、もっとも重大な意味を持つ物語の要素にまで減少される必要がある。この抽出物は次に、臨床精神医学（現在はおもに『DSM-IV』）がすでに聞き取り診断した患者たちのストーリーから抽出して作りあげた縮小した物に一致させられる。そのストーリーすなわち臨床科学をごまかすと、その患者の人生がかかっている真実を見失ってしまう。視覚に関する神経生理学からのたとえによって、次の点が示される。両目は、視神経交叉で神経繊維が交叉していて、全視野のためには必要である。一方の目の視索に障害があると視野を歪める視野の削減をもたらす。患者の本当のストーリーを見逃すか、あるいはそれに関連した臨床精神医学の教義を明確にしそこなうと、診断と治療における視野の削減に等しいことになってしまう。

臨床医が患者のストーリーを適切に受けとらないと、間違ったストーリーから続くもので、適切なものもない。診断も、処方される薬も、心理療法も適切なものとはならない。ビル・クリントンを一期目の大統領に選出するときにとても役立った指示を使って言い換えると、「大切なのは患者の話すストーリーだよ、そんなこともわからないのか！」となるが、これは相手を侮辱するのではなく自覚を促すための言葉である〔クリントンの選挙キャンペーンでは、「大切なのは経済だよ、そんなこともわからないのか！」というフレーズが使われて成功した〕。患者のために仕事をするときはいつも、私はこの強い呼びかけの言葉に耳を傾けるよう努めている。ストーリーを適切に受け止めることが、その患者の独自性が、抽象概念、一般論、あるいは計画的な作り話になって消えていかないようにするための第一歩である。

第24章　失感情症

語るべきストーリーがないとき

歪曲が取り除かれると，緊急救命室にやってくる患者たちのほとんどは，患者たちが抱えていると主張する問題や感じていると主張する痛みから生まれたと思われるストーリーを語る。こういったストーリーは，そのストーリーの主題と一致する感情と反響する。しかしたまに，本当に問題を抱え感情的な痛みを大きく感じている患者たちは，調和しないストーリーを語る。その患者たちは，自分たちは問題などない，自分たちの生活は申し分ない，そして自分たちには何の具合が悪いのかわからないと言い張るだろう。その患者たちのストーリーとは，自分たちにはストーリーがないということである。こういった患者たちは，自分たちの感情を表現する言葉を見つけることができない。

ある患者を失感情症であると認めることによって，その患者の病理学的世界への道が開かれ，治療を調べるための豊かな領域が生まれる。人の人生を構成する要素が統合して最小限満足できるストーリーになったあとでのみ，動くことのできるアイデンティティが発達する。

一九七二年、ピーター・シフネオスが精神医学に「失感情症」(alexithymia) という用語を導入した。ギリシャ語に由来するその語は、文字通りは「感情を表す言葉がない」ということを意味する (aは「無」、lexisは「言葉」、thymosは「感情」を意味する)。失感情症は診断ではなく、自分が経験する感情を理解できないようで、その感情を他の人たちに表現する言葉に欠けている患者たちを理解するのに役立つ構成概念である。この表現能力の不足を明らかにすることは重要であるが、それは臨床医が診断を下して治療方針の計画を立てる手助けとなるからである。

失感情症の人の多くは、身体的症状がある。感情が覚醒し、補足し合って生理的に覚醒して故意に引き延ばされた状態と、ある身体的な障害になりやすいことを結びつける経験的証拠はたくさんある。否定的な感情を言葉で表現することのできない人は、こういった感情を放出して無力にするのに、生理的にも精神的にも苦労する。すべての感情は、正常であれ異常であれ、最終的には身体の感情である。失感情症の人たちは、自分たちが感情的に経験する事柄についての理解に欠ける。失感情症の概念は、「仮面鬱病」の概念と共通するところがあるが、それは身体的症状によって隠された (そしてもしかすると、身体的症状に「変換された」)、あるいは異常な行動として現れた鬱病であると表現されることが多い。

発達の視点からは、失感情症は、身体が感情に関わりがあることをうまく表す言葉で感情を表出することを可能にするプロセスの不調を示している。ひょっとすると、その子どもの母親は、感情を表す言葉を十分に促進しそこなったのかもしれない (つまり、その母親は、ウィニコットの言う「ほどよい」母親たちという神々から確実に除外されるだろう)。その代わりに、後の人生における感情面での外傷によって、感じられるものと、この感情について理解して言葉にされるかもしれないものとのつながりは、特にそのつながりが最初からもろい場合には、損なわれてしまうかもしれない。

緊急救命室に行きたい強い気持ちがあるときでさえも、患者に臨床医に話すストーリーがないのなら、その人には自分自身について話すストーリーがないと考えるのが適切であろう。ストーリーがないということは、アイデンティティが傷つけられているということをほぼ意味している。自分自身が何者かということは、自分が何者なのかについて自分自身で話すストーリーによるところが大きいからである。言葉によって感情を表すことができないということは、内側の人生が不完全であるということを意味している。必然的に、言葉を感情に合わせることのできない人たちは、他の人たちとの関係においてもその不足のままであろう。自分の精神的な経験を表す言葉がないということは、自分自身のためにも他の人たちのためにも不十分な生き方をするということである。

十六歳のキーシャは、左上腕部外側にヘアアイロンを当てて大きくて痛い火傷を起こしたあと、母親によって緊急救命室に連れてこられた。キーシャは高校二年生になったばかりで、コンビニエンスストアのレジ係のアルバイトもしていた。彼女は普通の生徒だったが、母親は彼女がクラスでもっとも人気のある生徒の一人に間違いないと私に言った。キーシャは両親のほかにきょうだい三人（女二人、男一人）と暮らしていた。彼女は不法ドラッグを使ったこともアルコールを濫用したこともなかった。私が、現在ボーイフレンドがいるかどうかを尋ねると、彼女は「私は処女よ」と、気楽にしかも得意げに言ったが、それは事実ではなかった。キーシャは、身体的虐待や性的虐待は否定し、彼女の母親があとにそれを裏付けた。健康上の問題は、喘息、ときどき起こる気管支炎、季節的なアレルギーだけだった。

面接中に気分を尋ねられると、キーシャは屈託のない笑顔で答えた。「気分はいいわよ」私には、彼女の幸せな表情は、自発的というよりも練習によるものに見えた。私は、そのときもその日のもっと早い段階でも、彼女の表情は彼女の気分を反映していないと思った。私がキーシャに自分自身にそれほどひどい火傷を負わせた理由を尋ねると、彼女は私を呆然と眺めてわからないと言った。彼女は、自分の生活で最近何か変化があったということは否定した。失望や挫折はしていないし、家庭でも学校でも問題はないと言った。キーシャによれば、万事うまくいっていた。

私が面接した夜キーシャが緊急救命室に来る原因となった火傷は、彼女のはじめての自傷行為ではなかった。七ヶ月前に、彼女は二階の窓から飛び降りたことがあった。不可解なことだが、彼女は治療のためにも精神科の評価のためにも病院へは行かなかった。キーシャが話をしたメンタルヘルス専門の臨床医は、私が最初だった。前の年に、キーシャは片方の前腕の下側と頬をかみそりで軽く切ったことがあったが、「退屈だっただけ」というのが彼女の説明だった。窓から飛び降りた理由を尋ねられると、彼女はただ「わからない」と答えた。彼女は、この死に至る可能性のある行為が、そのとき人生で進行中のことと何か関係があるということを否定した。キーシャの自己破壊的な行動の理由に関する情報をもっと引き出そうとしたが、彼女は少しの説明もしなかった。自分がやったことについての理由を見つけられなくても、彼女は少しも奇妙だと思わなかった。

キーシャの母親は控え目な言葉で、自分の娘は「すべてそれを心の中にしまっているんです」と私に言った。どうやら、この家族で物事を簡単に片づけてしまう人間はキーシャだけではないようだっ

JCLS 88002-166

た。その母親は、キーシャは失望から立ち直るのに苦労するということも自発的に話してくれた。彼女がヘアアイロンで自分に火傷を負わせる前の日に、キーシャを別の都市にある博物館に連れていくと約束していた女性が、突然その旅行を取り消した。窓から飛び降りたとき、キーシャはボーイフレンドとのことで問題を抱えており、その関係はまもなく終わった。キーシャは、一般的に失望から立ち直るのに苦労するということも、ある失望が自分の自滅的行為と何か関係があるということも激しく否定した。彼女の母親は、別の考え方をしていた。キーシャには、こういったことをする原因となった感情を表す言葉がなかった。しかし、彼女の沈黙が雄弁に物語っていた。明らかに、彼女には認めることも理解することもできない感情があった。この若い女性は、自分の失望を微笑みで隠し、自分の表情の下で起こっていることがわからないようにしていた。

自分自身を傷つけたあとで緊急救命室にやってくる患者たちのほとんどは、自分たちのやったことの意味をしきりに議論しようとする。複雑な問題が、しばしば驚くような洞察力で調べられる。こういった患者たちは進んで、当初の自ら欺く説明が異議を唱えられ、自分たちの破壊的な行為に隠された意味が自分たちに解き明かされるようにする。しかし、キーシャは自分の腕を焼いたあと、自分にそうさせた感情を表す言葉が出てこなかった。彼女は自分自身にも私にも、何も明らかにしなかった。キーシャは失感情症だった。

私がこれまで緊急救命室で評価してきた自傷行為をする患者たちの中で、もっとも忘れることができないのは、ある魅力的な十九歳の女子大学生で、彼女は腕、脚、胴の至る場所にさまざまな長さと深さの切り傷の跡があった。緊急救命室にやってくる原因となった切り傷は、右手首の下側にかみそりの刃でつけられたものだった。最初に切ったあと、さらに数回切ったのだが、自分が意図したよりも深くなってしまい、腱が切断されたのだった。治療のために真夜中に呼び出された手の外科専門医は、その腱のもっとも近い端を見つけるのに苦労していたが、それはぷつんと切れたあとに収縮して前腕の中に入っていた。彼が手伝ってもらうために自分の指導医を呼んでいるあいだ、私が面接をした。

この若い女性は、蛍光灯の明るい光の下でストレッチャーに横たわり、結果がわからないまま長期間のリハビリに直面していたが、ものおじせず私に、自分が抱えている問題、不安や憂鬱な気持ち、長年にわたって身体を切りつけては血が出るのを見ることによってどのようにこの感情的痛みに対抗しようとしてきたかについて話した。

キーシャのように自分自身を切断する患者たちの多くは、境界性パーソナリティ障害である。面接のあいだや、あとでキーシャの母親と別に話したときに、私は境界性のダイナミクスや症状を注意深く探した。キーシャが、自分では認めていないが、明らかに失望を身体的自傷に転換する傾向のほかに、私は何も明らかにできなかった。彼女が大鬱病の基本的な症状を否定したにもかかわらず、キーシャが『DSM-IV』が非定型の特徴と呼ぶものを伴った鬱病を実際に経験していることに、私はほとんど疑いを持たなかった。彼女が何も話さないことに隠された意味を読み取ると、彼女が否定した症状を私は推測することができると思った。

キーシャは私に、自分自身を傷つける意図も計画もそれ以上ないと言った。私は、当座はそれが本当だと思ったが、しかし同時に、彼女がこういった自己破壊的行為をしなくなるとは思わなかった。

キーシャは入院の必要はなかった。彼女には、彼女をうち解けて話させ、彼女がどんな感情でもどこから生じる感情でもそれを言葉にする手助けをする方法を知っている人がいる集中的な外来での治療がすぐに必要だった。それらの感情によって、彼女は内面から蝕まれて、外面を自ら切断させられていたのだった。

三十七歳のモーリーンは、両親によって緊急救命室に連れてこられた。「とても落ち込んでいたの」私がやってきた理由を尋ねると、彼女はそう言った。前日に、モーリーンは別の病院の緊急救命室に行っていたが、彼女は「別の抗鬱薬をもらうために」だったと、私にはっきり言った。彼女はそれまで二年間、一般医に処方してもらったプロザックを服用していたのだが、ほとんど効果がなかった。そこの緊急救命室で新しい薬を拒否された彼女は、自分の説明では、「ヒステリー状態に」なり、退院の指示がないのに「走って外に出た」のだった。

「どん底に落ちたような気がするわ」モーリーンは私に言った。「私はいつも涙を流して泣いている。自分自身をコントロールできない気がするの」彼女は十五年前に二人の精神科医に簡単に診てもらったことがあったが、周期的に鬱状態が再発していたにもかかわらず、それ以来治療を受けたことがなかった。「今も相変わらず気落ちしているわ」彼女は言った。「よくなる見込みなんかないわ」その鬱状態は、ここ三ヶ月でさらに悪化していた。そのあいだ、彼女の睡眠時間はひと晩に七時間から十時間へ増加した。食欲もやや増加し、体重が五ポンド［約二・三キログラム］増えた。彼女はやや太りすぎに見えた。

モーリーンは二年間の専門学校を修了し、現在は高等学校や専門学校の卒業記念アルバム用スポーツ行事の写真を提供する会社で、カメラマンとして働いていた。彼女の仕事は、競争が激しくストレスも多かった。一年のある時期には、締め切りに余裕がないことが多くて、最高で週に八十時間働いていた。「仕事よりも私が自分で自分自身にプレッシャーをかけていたわ」はっきりとした後悔の気持ちもなく彼女は言った。ここ三ヶ月間に憂鬱な気持ちが強くなったのにもかかわらず、モーリーンの上司は彼女の仕事に満足していた。もっとも、モーリーンはいい仕事をしているとは思っていなかったのだが。あらゆることが、今はさらに努力を必要としていた。集中することがさらに難しくなっていた。モーリーンは自分のすることにあまり興味がなく、社交活動はかなり減らしていた。仕事や友人とのつき合いから得る喜びはほとんどなかった。精彩を欠くことで、彼女は罪の意識を感じていた。

モーリーンは確かに、大鬱病のエピソードがあった。彼女の話や二年間プロザックを服用していたという事実から、隠された気分変調性障害もまた、彼女が『DSM-IV』が「併発型鬱病」と呼ぶものになっている原因でありそうだった。彼女はまた非常に不安が大きいため、クロノピンを必要に応じて服用するように処方されていた。モーリーンは、不法ドラッグを使ったこともアルコールを濫用したことも否定した。

モーリーンは自分自身を傷つける意図や計画はないと言い張ったが、「こんなふうに漠然と人生を送ることは想像できない」と付け加えた。十五年前に、彼女は「勇気を出して錠剤を一瓶飲もうとした」が、できなかった。五年前には、エンジンをかけガレージのドアを閉めたままで五分間車内に座っていたが、この死に至る可能性のある行為をやめた。なぜなら、彼女の言葉によれば、彼女は「それをやり通すことができなかった」からだ。

私がモーリーンに自分がふさぎ込んでいると考える理由を尋ねると、彼女は自分の人生には否定的な要素はただの一つもないと認めた（もっとも、キーシャとは異なり、彼女は少なくとも鬱病の症状があることは認めたが）。彼女に結婚、仕事、懐具合、そして家族のことを尋ねても、驚くべき新事実は何一つ出てこなかった。彼女には協力的な両親がいて、ストレスは多いが比較的安定した自分が好きで秀でている仕事もあるし、経済的な問題はなかった。彼女は結婚十五年目で、子どもはいなかったが、夫との関係はよいと考えていた。

夫との性的関係の様子を尋ねられると、モーリーンははっきりとした後悔の気持ちもなく、自分の夫は性的不能なので、今でも愛撫しあうことはあるが、セックスをしたことは結婚生活で数回しかないと私に言った。モーリーンは、この彼女の生活でセックスがないということについてどのように感じていたのだろうか？　「慣れたわ」彼女は平然と言った。彼女は、結婚には「とても満足して」いて、夫について何も不満はないと言い張った。

モーリーンは、初めての性体験は十五歳のときで、結婚前にセックスの相手は五、六人いたと進んで申し出た。彼女はこういった事実をほとんど冷静に、まるで誰か他の人のことについて話しているかのように報告した。彼女は、ストレッチャーにまっすぐに腰かけ、黄褐色で折り返しのある短パンをはいた脚を気取らずに誇示し、よく目を見て、感じのいい響きわたる声で私に話した。モーリーンがセックスのない生活を送ることに、自分自身や私を信じさせるほどうまく適合しているという確信を、私は持てなかった。

私は、モーリーンに、十五年間の結婚生活のあいだに他の男性（あるいは女性）と親密な関係になったことがあるかどうか、そのような関係になりたかったかどうか、あるいはそのような関係を持とうとするときに失敗したことがあったかどうかを尋ねなかったことを後悔している。彼女の答えによって、とてもつらかったために「どん底」にいて、気分がよくなる見込みがなく、二日で異なる二つの緊急救命室へ行くほどの感情を表す言葉がないという話の根底にあるものについてのヒントが得られたかもしれないのだが。

モーリーンは激しい頭痛にフィオリセット［鎮痛薬］を服用していたが、彼女の主治医は片頭痛ではないと彼女に言った。彼女は腹痛もあった。数年前、彼女は子宮内膜症のために全子宮摘出の手術を受けており、プレマリン［発情ホルモン］を服用していた。モーリーンの身体がどれくらいの痛みを引き起こしたのかをもっとよく理解しようと、私は彼女に、七段階でその痛みを評価するように頼んだ（簡易精神症状評価尺度［ＢＰＲＳ］の身体不安の項目）。すぐに、彼女は四だと答えた。たとえモーリーンに感情の痛みを表す言葉がなくても、せめて身体の痛みについては量的に表すことができたのだ！　ひょっとすると、彼女は、否定的な感情を吐き出して長期にわたる感情的興奮の付随物を無効にすることができないことに関係する身体的症状のある、失感情症の患者たちのひとりかもしれなかった。（キーシャはこれとは対照的に、自分が自らの身体にもたらした身体的な傷に関連する身体的症状だけを認めた。）

モーリーンはかなり感情が窮迫した状態にあったが、入院させる必要はなかった。私は、集中外来精神療法をすることに取り組んでいる精神科医のもとへ彼女を送った。

完全に経験に基づいて確認されてはいないが、失感情症は臨床上役に立つ構成概念である。どちらの女性も、緊急救命室の面接だけでは黙るか黙り込んでしまった。感情と言葉のあいだの分離は、両女性の日常経験の重要部分だった。彼女たちは魅力的で、容姿がよく、社交的で、そして、自分の感情以外は自分の考えをはっきりと説明できた。どちらもシゾイドパーソナリティ障害、つまり患者たちが自分の感情から分離して洞察力が欠けているときに考慮される必要がある診断の症状は示していなかった。キーシャとモーリーンは感情を表す言葉を持っていないと言うことができれば、彼女たちの世界について何が病理的かを明らかにする上での大きな第一歩であった。何年にもわたって自分の否定的な感情を吐き出すことのできない人が、どのようにしたら鬱状態にならずに、あるいは他の感情的で身体的な問題を起こさずにいられるだろうか？

ある患者を失感情症であると認めることによって、その患者の病理学的世界への道が開かれ、治療を調べるための豊かな領域が生まれる。人の人生を構成する要素が統合して最小限満足できるストーリーになったあとでのみ、動くことのできるアイデンティティが発達する。ウィニコットを言い換えると、「ほどよい」アイデンティティには「ほどよい」ストーリーが必要である。失感情症の患者が、ストーリーがないのを少なくとも部分的に信頼できるストーリーに転換し、より信頼できるアイデンティティがそのストーリーから発達するように手助けするのは、セラピストの仕事である。

第25章 「安全の契約」を再調整する

緊急救命室で患者たちを評価する人が行なうもっとも重大な判断は、患者たちが自らの命、あるいは他の人たちの命を奪う危険性があるかどうかということである。これは安全性の問題として知られており、十分な安全性の判断は、この行動を禁止する契約を含むべきだと考える臨床医たちもいる。そのときまでの出来事についてのその患者の見解を聞いたあと、その患者の安全性を判断している臨床医は、人生というストーリーのまだ生きていない今後の部分についての判断をするよう依頼されている。私自身の経験から、そしてこの仕事をする他の人たちに学んだことから、私は徐々に緊急救命室の患者と交わすそのような契約の価値に疑問をもち、そして受け入れないようになった。

ときどき、患者が過剰摂取する、あるいは何か他の自分自身を傷つける行為を選ぶ理由が、私は頭の中でも直感でもわかないことがある。ときどき私は、患者が有害な方法で葛藤を行動によって表す必要性を使い尽くしたのかもしれないと気づくことがある。こういった患者たちが契約していることに関係なく、私はその患者たちを入院させる。

「その患者は安全のための契約を結びますか？」電話の向こう側にいる臨床医や保険会社の代理人は知りたがる。「わかりません」私は答える。多くの場合、私は付け加える。「でもそれは構いません」それから私は、緊急救命室での「安全のための契約」が、臨床的に根拠が薄弱であり、患者によっては不幸をもたらす可能性があると私が考える理由を説明する。

「抜け出したわ」意気消沈したジュリアは、かかりつけの医師のオフィスでその医師に向かって言った。高血圧、体液貯留、緑内障、そして喘息を抱えた三十六歳のこの女性は、その前の年ずっと鬱病の治療を受けていた。この心の奥底からの明らかな叫びを聞いて彼女の安全を心配し、その医師は彼女を車で緊急救命室まで連れてきた。「抜け出したいのよ」ジュリアは、最初の医学的評価をしているあいだに、トリアージ担当の看護師にそう言った。私がジュリアのいる部屋に入っていくと、彼女はストレッチャーに静かに横たわっていた。彼女の母親と父親は、不安そうな表情で椅子に腰掛けていた。ジュリアだけに話をする必要があったので、私は両親に待合室に行くよう頼んだ。

ジュリアは、結婚しておらず、子どももなく、両親と暮らしていた。彼女は、近所の病院でナーステクニシャン［看護のトレーニングをある程度受けたあと、臨床で補助的な仕事をする］として働いていた。一年前に八十九歳の祖父が亡くなるまで、ジュリアはずっと体調がよかった。祖父の死後、彼女は悲しみに打ちひしがれて、ふさぎ込んでしまった。彼女のかかりつけの医師は、プロザックの処方を開始し、四〇ミリグラムに滴定された。その薬は、最初は彼女を落ち着かせたが、そのあと効果がなくなったようだった。その医師は彼女に、彼女は「病気」だと言った。彼女は精神療法士には診てもらっていなかった。

緊急救命室にやってくる一ヶ月前に、ジュリアの八十九歳の祖母が亡くなった。一年以内に近しい親戚の二度目の死を経験したことで、ジュリアの鬱病はさらにひどくなった。彼女は自分が誰なのかわからなくなりはじめた。プロザックの服用量は六〇ミリグラムまで増やされていたが、明らかな効果は見られなかった。はっきりしないが、彼女は「安全でない」と感じはじめていた。ジュリアは仕事を続けていたが、集中するのが難しいと感じていた。彼女は絶えずストレスを感じ、睡眠が妨げられ、昼間は疲れていた。彼女は、「見えるところにあるものはすべて食べて」しまい、体重が増えて、ふだんやっていた多くのことをするのにほとんど関心がなくなり、そして家族や仕事仲間としか付き合わなかった。

十五年前、ジュリアはふさぎ込んでしまい、六ヶ月間精神療法士に診てもらったことがあった。彼女は、人生のそのときに何が起こっていて自分が鬱病になったかもしれないのかを思い出すことができなかった。ジュリアは、アルコールを飲まないし、不法ドラッグも使用していなかった。彼女は喘息と高血圧の薬を飲んでいたが、それらはうまく管理されていた。

ジュリアは、私が尋ねる質問に、即座に完璧に応じた。涙ぐむこともあったが、彼女は誰かに話をするのがうれしそうだった。彼女は明らかに自分の状態に怯えており、懸命に自分の感情を抑えようとしていた。ジュリアは、自分に何が起こっているのか自信がなく、この当惑に関連した不安が一年にわたる気分障害の深刻な要因であることがすぐに明らかになった。ジュリアが祖父の死について罪の意識を感じていることをふと漏らしたときには驚いた。彼女は、彼が亡くなる前に彼に会った最後の人物だったが、いとこは、自分も臨終の場にいることができるようにジュリアが連絡しなかったことにむっとしていた。ジュリアがそのような「侵害」に罪の意識を感じさせられるということは、特に彼女が病に臥せっていた祖父母それぞれと最後にどれほど多くの時間を過ごしたかを考えれば、この女性がいかに精神的にもろいかを示している。いとこが彼女に負わせた罪悪感は、親しい人を亡くしたこの難しい悲しみの問題の明らかに要因となっていた。

私はジュリアに、八十九歳まで生きるということはほとんど誰にも許されていない特権だということを思い出させた。このことを私が話すと、彼女が抱えていた重荷の一部がなくなったようだった。面接を通じて彼女の表情は明るくなり、終わるときには微笑を浮かべていた。彼女は、私が彼女の祖父母について話していたことに感謝していることや、祖父母についてどのように思っているかを私に話した。私は、プロザックは彼女を落ち着かせ、彼女の「尻押し」をしてくれるかもしれないが、人を失ったことによる問題を解決することも、感じている罪悪感を消すこともないと彼女に説明した。

ジュリアが「抜け出したいわ」と、緊急救命室に来て面接をするお膳立てをすることを言ったとき、彼女が何を言いたかったのかについて、私はまだ探り出さなければならなかった。最初は、ジュリアはこれらの言葉が何を意味しているのかわからないと言い、自分の感情に当惑して圧倒されていることを認めた。私は、前の月に鬱病が重くなったときに、自分の命を脅かすような特別なことを何かしようと考えたかどうかを尋ねた。ノー、と彼女はきっぱり言った。彼女は、過去に自分自身を傷つけようとしたことを否定した。そうすると、ジュリアが抜け「出る」と望んだことは、何を意味していたのだろうか？　彼女は何から「出る」ことを望んでいたのだろうか？　人生そのものではないらしかった。これまで私が緊急救命室で評価してきた「抜け出したい」とか「もうここに存在していたくない」といった多くの患者たちと同じように、ジュリアは罪悪感や鬱病が彼女に引き起こしていた激しい感情的な痛みから抜け「出る」ことを望んでいたのだと思う。ジュリアは当惑して傷ついていたが、絶望してあきらめていたのではなかった。私たちは、彼女は自分自身を傷つける可能性はないという共通理解に達した。

ジュリアを緊急救命室から退院させる前に、彼女がこれから数日間をどのようにして乗り切ると考えているかを知る必要があった。彼女は一晩か二晩は落ち着かずに、不安から来るエネルギーを相殺するために床を歩き回るだろうと予想していた。ジュリアは、仕事を一週間休んで、仕事のストレスから解放されたかった。「話をする相手が必要なのよ」彼女は確信を持って言った。「あなたはとても助けになったわ」彼女の言葉は、彼女が精神療法の必要性だけでなく、自分の痛みの精神力動的な理由をそれとなく理解するようになったことを意味していると、私は考えた。私はジュリアに、入院が彼女の助けになるかどうか尋ねた。ノー、と彼女は言って、とりわけ病院のような小さな場所に閉じ込められたくないという理由をあげた。私は、彼女が入院させられることから利益を得ることはないし、この種の隔離が彼女の回復をもっとも妨げる可能性が高いと確信していた。彼女の両親は、彼女は自宅へ戻るのが安全だと思っていた。彼女の父親は数日仕事を休んで彼女と一緒にいることに同意した。

私は、緊急救命室にやってきた何百人もの患者たちが、自分自身に危害を与えるそぶりをする理由を認める手助けをしてきた。一般的に、親、配偶者、または大切な人と不快な衝突をしたばかりの人は、たくさんの錠剤を飲む。これらの錠剤は、その患者が処方された薬か、誰か他の人が処方された薬か、あるいは市販薬である。自分で九一一に電話をする患者もいる。誰か他の人に自分がしたことを話し、その人が九一一に電話するか、あるいはその患者を病院へ連れてくることもある。患者がいったん緊急救命室に入ると、毒物コントロールセンターに連絡が入って、その過剰摂取の詳細部分が伝えられる。そこにいる薬理学の専門家が、プロトコルに基づいた治療を推薦する。その患者が医学的に処置されたあと、精神科の人間が呼ばれて評価するのである。

過剰摂取のほとんどすべての症例において、私はその患者とうまく関わって過剰摂取の原因を理解することができてきた。ほとんどの患者たちは、自分たちの意図をすぐに喜んで明らかにする。「関心を引きたかった」というのが、もっともよくある理由である。自分のことを不当に扱ったと思っている家族あるいは大切な人を懲らしめようとしていたことを認める人もいる。一般的に、自分のしたいようにせずに、根底にある葛藤を解決するため役に立つ次の段階へ進もうとしない人は、その言い分を大げさに表現することを決意する。数え切れないほど多くの母親たち（とかなり多くの父親たち）が、その状況をよく考えながら、自分たちの若い息子あるいは娘は、「哀れな大騒ぎをやった」だけだと私に言った。錠剤を飲んで伝えようとする患者もいるし、表面的な切り傷を、普通は手首の腹側につけて表現する患者もいる。

患者たちは、こういったそぶりをする理由について話すのが大好きである。それはまるで、やっと話を聞いてもらい理解してもらえたかのようである。長いあいだ渇望していた関心をそのとき引いているからである。この成功は、身ぶりで自らを傷つけるという暗号で伝えた必要性を正当化することになる。多くの患者たちは、経鼻胃チューブや活性炭による胃洗浄、あるいは血まみれの手首を見ることの不快感は、それだけの価値があると思っている。もっとも、その患者たちのほとんどは、二度とそれをやろうとは思わないと言うのだが。その患者たちは、何かをやり遂げて、ある意味では何かを得ていると考えながら緊急救命室を後にする。私は、話を聞いてもらい関心を引くためにその患者たちが手に入れようとするべきもっとよい方法があるのだということを、その患者たちに認めさせようと努力する。患者たちがこの要点を理解しているのがわかると、私はその患者たちに関わった時間がうまく使われたと思うのである。

自分たちの困った行いが原因で、運が傾いて緊急救命室にやってくる患者もいるが、その行いには、物質濫用やそれが原因による知っている人全員への裏切りが含まれることが多い。その患者たちは、金も泊まる場所もない。こういった患者たちは、必ず安全のための契約をしないことが多い。「私は自殺したい」と、患者たちはトリアージ担当の看護師に向かって言う。「殺人もしたい」と付け加えて、おそらく病院のベッドを手に入れるために抜かりなく手を打とうと期待している患者もいる。「患者は言うべきことを心得ている」という昔からの緊急救命室の諺がある。つまり、患者は、入院させてもらい、諺にある「三度の温かい食事とベッド」を得るために、緊急救命室のスタッフに何を言えばいいのか知っているのである。

緊急救命室で精神科の患者たちを評価する臨床医たちは、「言うべきことを知っている」患者たちが本当に意図していることを判断できるようになるべきである。その多くが物質濫用者である数百人の緊急救命室の患者たちを評価したあと、私は患者の安全について判断を下す場合の新しい段階の自信と表現することとしかできないものを感じはじめた。（外科医たちは、この訓練と本能がうまく組み合わさったものを「無意識の能力」と呼ぶ。）自分の技術を磨くことしかしない臨床医たちは、諺にあるように、（もし間違うとしても）用心しすぎる［第6章55頁参照］ことを希望する。同時に、私たちは、自分の困った行動の影響を減らすためにメンタルヘルス専門の施設を利用しようとする人たちに操作されない方法を学ぶ必要がある。打ちのめされてホームレスになったある患者が、私は彼が自分自身も他の人たちも傷つける恐れはないと確信していたのだが、「自殺したくてたまらないので、家では回復しない」と言い張った。別の患者は私に「自殺したい衝動に駆られるので、緊急救命室の外では決して回復しない」と言った。私は二人とも退院させた。

ときどき、患者が過剰摂取する、あるいは何か他の自分自身を傷つける行為を選ぶ理由が、私は頭の中でも直感でもわかないことがある。ときどき私は、患者が有害な方法で葛藤を行動によって表す必要性を使い尽くしたのかもしれないと気づくことがある。こういった患者たちが契約していることに関係なく、私はその患者たちを入院させる。最終的には、患者が困難にもかかわらず将来を想像することができて、行く手にあることに対処する意志と能力があるかどうかについて、私は判断しようとする。本当の絶望、つまり本当の自殺行為に追い込んだ種類のものは、この意志と能力に欠けている。

私はジュリアに、緊急救命室から退院する条件として安全のための契約をすることを頼まなかった。私は、こういった契約は、危機的状況のときに、その患者を知らない臨床医とのあいだで交わされたものであり、本質的に信頼できず、外来の治療でしばしば交わされる同意とは根本的に異なると考えるようになった。治療上の協力関係がすでに確立しているときに臨床医とのあいだで取り決められた外来患者の契約は、自殺願望の強い患者たちの自己破壊的な衝動を抑制するのに有効であることが明らかになっている。

行く場所がなく、入院させられるために「言うべきことを知っている」患者たちと同じように、すでに自分自身か他の人たちに対して本当に危害を加える決断をした患者たちもまた、緊急救命室から退院させられるために「言うべきことを知っている」。ある患者の安全のための緊急救命室での契約が、明らかに額面どおりに受け入れられたものだが、悲劇をもたらした。私はその話をまた聞きでしか知らないのだが、しかしその情報源は信頼できるものである。三十代のある女性が、兄によって別の病院の緊急救命室へ連れてこられた。その症例では二つの事実が重要な要素となっている。（一）自宅で、そのふさぎ込んだ女性は自殺すると脅迫していた。（二）その兄の銃が紛失していて、兄はその患者がそれを持っていったと確信していた。ソーシャルワーカーが、評価をして判断を下すために呼ばれた。その患者は、自分自身を傷つける意図も計画も強く否定し、兄の銃を持ち去ったことを否定した。彼女は退院させてほしかった。安全のための口頭での契約が、そのソーシャルワーカーとのあいだで交わされた。

その患者の兄は、彼女の自分自身を傷つけるというその日早くの脅迫は本当だと確信していて、彼女は精神的に異常であると法的に認定されることを要求した。その患者が緊急救命室で自殺願望はないと主張したのを信じて、そのソーシャルワーカーは彼女を退院させた。数日後、その患者は近くの州へ車で行き、モーテルへチェックインし、そして銃で自殺した。彼女の家族は、病院を告訴した。私はそのソーシャルワーカーの臨床での評価を、事件が起こったあとで批判したくない。もっとも、その兄の紛失した銃が、その患者は自殺する意図や計画を持っているかもしれないと私が疑う引き金になっただろうと思うが。この女性を緊急救命室から退院させる判断に至った理由をすべて知っているわけではないが、彼女が安全の契約をしたことは、重要な意味があったのではないかと私は思う。

第26章　緊急救命室におけるジャン-ポール・サルトル

精神医学は現在、ほとんどの精神疾患を、脳内化学作用の不調、つまり本当であると考えられている「化学的不均衡」を仮定することによって説明しようとしている。そのような時代に、心の混乱をある程度理解できると期待して、人間の有する知識の対極に向かうのは、ひねくれていると同時に斬新に思われる。選択がどのようにしてすべての人間の経験の基本的要素であるのか、そして自己欺瞞においてなされる選択、つまり自分自身につく嘘が、私たちの本質を歪めるのかを示すことによって、哲学者ジャン-ポール・サルトルは、治療に役立つ暗黙のヒントとともに、精神疾患を理解するための手段を私たちに与えてくれた。サルトルの存在論の多くが、間接的ではあるが、現在使われていてたぶんもっともうまくいっている精神療法的テクニック、つまり精神科医アーロン・ベックが開発した認知療法において感じられる。

最終的には、私たちはみんな自分たちにとって耐えられるものか耐えられないものかを選択する。サルトルによれば、私たちが選択できない唯一のものは、選択しないということで、たとえ回避によってその選択がなされるとしてもそうである。私たちは、彼の言葉では、「自由の刑に処せられている」。これは私たちの栄養であると同時に、苦悩でもある。

統合失調症、双極性障害、認知症の人たちは別として、私が緊急救命室で評価する患者たちの多くは、ジャン・ポール・サルトルによる次の短い簡潔な文句で吟味されるとわかりやすくなる問題を抱えている。「私は、精神疾患とは、自由な有機体が完全にまとまって、耐えられない状況を生き延びることができるように作り出す『解決策』と考える」

サルトルは、新しい哲学を創造するために西洋で支配的なデカルト学派の二元論との関係を絶ったヨーロッパの哲学者グループの一人で、その哲学は実存主義として知られるようになった。人間の行動を理解するためのこの方法は、最後には実存精神医学の学問分野を生み出した。この動向における主要な人物には、ルートヴィヒ・ビンスワンガー、メダルト・ボス、エルヴィン・シュトラウス、ヴィクトール・フランクル、カール・ヤスパース、R・D・レイン、そして、J・H・ヴァンデンバーグがいる。北米では、精神科医アーヴィン・ヤーロムや心理学者ロロ・メイが、実存主義理論に強く影響を受けた人たちの中にいた。

サルトルにとって、私たちの存在についての根本的事実は、それは自由であるということだ。つまり、私たちは、ほとんど出来上がった状態で与えられる本質を最後まで生きるというよりも、生きていきながらそれを作り上げるのである。「実存は本質に先立つ」というのが、自由という概念についてのサルトルの有名な表現の仕方である。サルトルに反して、本質は実存に先立つと主張することは、私たちの人生がどのようにして形成されるかについて理解するときに、より小さな役割を自由に与えるということである。人間の経験の背景にある主要な推進力であると考えられている本質には、無意識、遺伝的性質、神経化学、そして至高の存在である神がある。

サルトルは、精神疾患とは、人間が自己欺瞞的選択をする自由を使うときに起こる人間の存在の混乱であると考えたが、その選択とは、実存より本質を重視するものである。逆説的に言えば、このような自由の使い方は、本当は悪用であり、自己やその信頼できる可能性を裏切ることを含むもので、苦しくて衰弱するような方法で人を自由のない状態にする。「痛いほど自由のない」というのは、人生が精神的に病んでいる人たちにとってどのように思われるのかという特徴を表すために適切な方法である。サルトルはまず、自由を絶対的なものとして仮定した。後に、彼は他の要因も人が最終的になる人間に影響を与え制限することがあるとしぶしぶ認めた。サルトル自身の修正を加えたとしても、精神疾患を招くときの自由意志の役割についての彼の主張は、緊急救命室で役立つことが多い、力強くて深遠な考えである。サルトルに支えられながら、私は何百人もの患者たちが、「耐えられない状況」の「解決手段」を売り物にしている自己欺瞞的選択が、どのようにして最終的に自分たちの人生を危うくしたかについてのストーリーを語るのを聞いてきた。

クリスという十五歳の少年のストーリーがあるが、彼は家族によって緊急救命室に連れてこられた。父親と口論しているときに、クリスはナイフに手を伸ばした。彼は自分自身を傷つけると脅迫したあと、前の月に八日間入院させられていた。クリスは以前にも同じような脅迫をしたことがあったが、それに基づいて行動したことは一度もなかった。クリスは二年生のときに、反抗挑戦性障害と注意欠陥障害の診断を受け、五年生のときには大鬱病の診断を受けた。クリスは、エフェクサー［抗鬱薬］、ニューロンチン、コンサータ［中枢神経系刺激薬］を服用していた。彼は三年半にわたって毎週ソーシャルワーカーに診てもらっていたが、最近中止していた。「診てもらうのを終えるべきだったから終えたのではありません」彼の父親は私に言ったが、それ以上説明しなかった。

この若い男性は、体重が五十ポンド［約二三キログラム］太りすぎで、締まりがなかった。彼の血清グルコースレベルは、一デシリットル当たり一四九ミリグラムなので、軽い高血糖症を示していて、それは身体的に不活発で肥満であるということと一致していた。彼の髪の毛はかなり大量に抜け落ちており、かかりつけの医師はストレス性脱毛症の状態であると診断した。クリスは、気晴らし用のドラッグを使ったこともアルコールを飲んだことも否定した。彼の血液毒素分析の結果は、陰性だった。

クリスは反抗挑戦性障害で父親を脅迫したばかりだと知っていたので、私は腹を立てている反抗的な若者に会う覚悟ができていた。しかしそれどころか私は、苦労して人生を送っているのと同じくらい自分の人生を深く理解しているように見える礼儀正しく協力的な若者に惹かれている自分に気づいた。クリスには、自分自身も他の誰も傷つける意図などないことがすぐに明らかになった。「僕がナイフを取りに行ったのは、父親に僕のことを真剣に考えてほしかったからです」彼は私に、すぐさま気取らずに言った。このように自分で認めたことは、私がクリスの調子の狂った世界へ入っていくための重要なポイントだった。

クリスは両親とうまくいっておらず、両親は離婚していた。彼は学校の勉強もスポーツもわざと真剣に努力しなかったことを認めた。「もし落第すれば」彼は私に言った。「状況は今よりもっとひどくなるでしょう」これは典型的なセルフ・ハンディキャッピング［障害を自ら作り出したり、障害があることを主張したりする行為］である。クリスが落第を恐れることが、ほぼ間違いなく彼がそれほど顕著にけんか腰であることの原因だった。自宅と学校で（しかし面接のあいだには見られない）関連しているその態度が原因で、彼は両親や学校職員たちと大きな問題を起こしていたのだ。

クリスの父親は、かなり精力的で出世した公認会計士だった。彼は大学時代にフットボールの経験があり、地下室に三万ドルかけて運動できるジムを作っていた。クリスはソーシャルワーカーをしている母親と暮らしており、彼女自身は鬱病のためセラピストにかかっており、抗鬱薬を服用していた。彼の母方の伯母や母親の親戚の数人も、鬱病の治療を受けていた。クリスの父親は再婚していた。離婚後、自分は人生をどんどん進んでいったが、先妻はそうではなかったと、彼は主張した。

面接のあいだにクリスは、自分には自分がなるかもしれない人間についての選択の自由があるということを認識したことが一度もないと明らかにした。自分の失敗や不幸は避けられないと考えたので、彼はすぐにこの決定論［この世の出来事はすべて自分の意思に関係なく前からすでに決定されているという考え］に対する二つの理由をあげた。それは遺伝的性質と神であった。彼は、自分の母親や親戚の人間が鬱病だったので、自分の人生は自分のＤＮＡによってすでに決められており、それが自分の脳内の化学的不均衡を生み出していると考えた。神が自分にとってそのように限られた計画を持っていると考えた理由を、クリスは決して語らなかった。これは、自分の難しい家族の関係、つまり最終的に自分が克服しないことを選択した「耐えられない状況」についてのクリスの「解決策」であった。クリスは、実際には、自分の本質は自分の存在よりも先に起こると確信し、その過程において存在を病的に混乱させたのだ。

クリスは、恐怖のために、自分自身を危険にさらしたり、自分の年頃の少年たちのほとんどが普通に得ようと努力することを達成するのに求められる危険を冒したりすることができなかったことを認めた。恐怖もまた、彼が自分の無力感や挫折感を両親、教師たち、友人たちに伝える間接的で隠喩的な方法の背後にあるのは確かだった。この行動様式は、彼にかなり悪く作用した。私がクリスに、自分が通う中学校の教師や経営者たちにどんな印象を与えたと思うかを尋ねると、彼はものおじせずに「自殺願望があって暴力的だ」と考えられていると答えた。どのようにして彼はその印象を与えたのだろうか？　クリスは、六年生のとき以来、特に挫折感や無力感があるときはいつも、周囲にいる人たちに向かってよく「自殺したい」と言ったものだと認めた。そういった言葉で何を表そうとしていたのかを尋ねられると、彼は「助けがほしかったんです。自殺したいなどと思わなくてもいいように」と答えた。クリスは、自分自身を傷つけたいと実際に思ったことや、それを実行する計画をしたことは一度もないと、私に納得させた。

両親や友人とコミュニケーションと意思の疎通をするクリスのやり方は、学校職員やカウンセラーたちに、自分自身に対する脅迫であることに加え、クリスは他の人たちにも危害を加えたがっているかもしれないと心配させた。挫折から生まれた誤った伝達によって、クリスは大げさな言葉や表現を使わなければならなくなり、それはコロンバイン高校銃乱射事件［一九九九年四月二十日に米国コロラド州のコロンバイン高校で同校の生徒二名が銃を乱射して十二名の生徒と一名の教師を射殺後、自殺した事件］後に神経過敏になっていた学校経営者たちには脅迫として聞こえたのだ。私が暴力の可能性について探りを入れると、クリスはもっともらしく私に言った。「僕は暴力的ではないですよ。僕はこぶしで殴られるか、逃げるかのどちらかです」クリスは、他の誰かを傷つける意図や計画を持ったことなどないと言った。学校で窮地に立たされると、「大口をたたいてその場を離れる」というのが彼のお決まりのパターンだった。彼の行動は順応性がないが、危険ではなかった。クリスは、学校の生徒、教師、経営者たちの誰に対しても恨みを抱いていないことをはっきりさせた。それどころか、自分の行動の様子を考慮に入れれば、それほどひどい扱いを受けているとは思っていなかった（再び、選択的ではあるが彼の優れた見識である）。私がクリスに対して唯一感じる恐れは、彼が世の中に対する態度を大きく変えることなく、自分の人生を無駄に使い続けようとすることだった。私は、メンタルヘルス専門職と学校システムの両方が、彼のことを誤解していたと思う。彼の人生について理解せずに、その両者は彼を手助けする機会を逃したのだった。

私が緊急救命室でクリスに会って二ヶ月後、彼の父親から私に、クリスが陸軍士官学校予備校に応募するのを支援する評価を書いてほしいという電話がかかってきた。そこのプログラムは、学業や規律に問題のある生徒たちに合わせてあった。彼はまだエフェクサーとニューロンチンは飲んでいたが、学期のあいだ彼の集中力を向上させるために処方されたコンサータは飲むのをやめていた。自宅ではほかに大きな出来事はなく、緊急救命室にやってくることもなかった。クリスがそれほど長い年月のあいだ抱えていた困難を理解しようと思い、私はまず、彼の問題はパーソナリティ障害に基づいていたのかもしれないと考えた。私は彼の生活を特徴づける機能障害の行動パターンについて、徹底的に調べた。クリスと彼の両親から聞いたことや、彼の父親が私に回してくれたソーシャルワーカーやスクールサイコロジスト〔学校心理士〕による評価記録を読んだことから、この種類の精神障害を示すものはなかった。クリスが三年以上にわたってセラピストに毎週会う約束を守り、精神科医が処方する薬を飲み、面接のあいだ丁寧で、礼儀正しく、特に前向きであるという事実を比較検討すると、反抗挑戦性障害という診断でさえ不安定である。クリスは何に反抗していたのか？　彼は誰に挑戦していたのか？

次に私は、原発性気分障害がクリスのうまくやろうとする努力につきまとってきたのかどうかを調べた。彼は五年生のときに大鬱病だと診断されて、鬱病の薬をまだ飲んでいた。彼が八年生のときに私ははじめて会ったが、どれくらい以前から彼が鬱病であったのかはわからない。自殺の恐れがあったために八日間入院させられた一ヶ月後に緊急救命室で行なった面接のときも、またその二ヶ月後に彼と二時間過ごしたときも、彼の気分は大鬱病というよりもむしろ気分変調のように思われた。彼の父親は私に、クリスは母親の家を出て彼や彼の家族のところに泊まるときにはいつも気分がよくなると言った。

クリスのように学校の成績が悪い場合は、知能の低さや学習障害が考慮される必要があった。スクールサイコロジストによる評価から、クリスは普通の知能を持っているが、知覚に関わる運動野が少し弱いことが明らかになった。最近行なった矯正訓練プログラムの一部で、彼の知能指数が検査され、一四〇台の半ばだということがわかった。彼は失読症ではなく、同級生のレベル以上に読めるし、堅い内容の本を短時間で十分理解して楽しく読み終えていた。私たちとの面接で彼が示す知性や聡明さは、彼が八年生で落第点を取りそうだという事実を考えると皮肉だった。

クリスがパーソナリティ障害や気分障害で妨げられておらず、彼が認知的にひどく弱いのではないのならば、彼の困った状態について、私たちはどのように理解すればよいだろうか？　私は、クリスは両親の離婚、父親の再婚、そして慢性的と思われる母親の鬱病を含む緊張した家族関係の中で行き詰まってしまったのだと思う。彼の母親の鬱病はたぶん、精神科医にこういった特性は遺伝的に彼に伝わったと信じ込ませられたあとで特に、彼をふさぎ込んだ気持ちにし、消極的態度を取るようになったのだろう。私は、クリスが落胆したとき、彼はまるで自分の運命に従っているかのように感じていたのではないかと思う。（私はここでその父親の無罪を証明しているのではない。仮に彼がクリスの病気の原因となっているという可能性のほうが、母親が原因となっていると考えるほど私には明らかでないとしておこう。）

私は、クリスは自分の家族に起こっていたことにとても困惑して押しつぶされてしまったために、世の中で自分自身のための権利を主張する自由を使わない理由を見つけたのだと思う。サルトルなら、彼は自分の本質が存在より先に起こるようにさせたと言うだろう。クリスがこのように回避をはっきりと認識していなかったということは、その選択が彼の精神における無意識の部分によってなされたということを意味しているのではない。サルトルは、人間の意識に自律的な無意識の部分があるということには反対し、精神疾患は「完全にまとまって、自由な有機体」から生じるのだと主張した。精神病理学に関するサルトルの著作の多くは、フロイトの決定論に対してそれとなく向けられているが、フロイトは思考、感情、行動の最大の力を、彼が「無意識」と呼ぶ精神の部分に譲っている。（現在有力な生物学的精神医学の理論的枠組みでは、最大の力は神経単位と神経伝達物質に譲られている。）

欲求を満たし要求に応じるために私たちがすることは、必ず選択されるが、必ずしも意識して詳細に説明されたり、選択された通りに理解されたりするわけではない。人間の存在を自由と等しいとみなすサルトルにとって、選択がなされるということをそのときに認識することなしに、人間は自由な選択をすることができる。この認識は後に行なわれるかもしれないし行なわれないかもしれない。サルトルが世界を見たように、クリスの無条件で無力な「僕にはそれができません」は、本当は「難しすぎるように思われるので、僕はそれをしません」ということを意味する選択だった。それはまるで、クリスが「だって僕は家族との関係が終わってしまっているのだから、僕の年頃の少年たちがしていることを僕がするのをどのようにして求めるのですか？」と言っているようだった。クリスの否定には、たとえ彼が自分の家族の状況を「耐えられない」とわかったあとでも、世の中が彼に与え続けるものの多くを受け入れることを拒絶することを含んでいた。サルトルなら、この自己欺瞞的で、脱分化的拒絶がクリスの鬱病を避けられないものにするような方法で、彼の存在の意味と構造を変化させたと言うだろう。（第1章で、エドが自分の世界を脱分化的に拒絶したことを思い出してみるといい。）

最終的には、私たちはみんな自分たちにとって耐えられるものか耐えられないものかを選択する。サルトルによれば、私たちが選択できない唯一のものは、選択しないということで、たとえ回避によってその選択がなされるとしてもそうである。私たちは、彼の言葉では、「自由の刑に処せられている」。これは私たちの栄誉であると同時に、苦悩でもある。

何歳のときに、サルトルが私たちの神の本質と考えた自由を行使しはじめることを人は期待されるのだろうか？　私は八歳か九歳のときに起こった出来事を鮮明に思い出す。ある隣人が私の母親を訪ねていた。母親がその女性に何かを言い、それから私が彼女と矛盾することを言った。その女性が帰ったあと、母親は私を傍らに呼んで、「もし誰か他の人がいるときに私が黒は白だと言ったら、黒は白なのよ」私は黙っていたが、「こんなの正しくない」と心の中で思った。私の反応は、実際に選択だったが、私にとって性格形成に影響のある経験で、私のその後の発達を方向づける心理的枠組みを作り上げた。その歳で、私は自分が選択をしていることも、選択するとはどういうことかさえも意識して認識していなかった。そのことは、私が後に本物でない存在形式よりも本物の存在形式と考えるものを選択するのを妨げなかった。ひょっとすると、小説家グレアム・グリーンが「幼少期には、扉が開いて、未来を招き入れる瞬間が必ずある」［一九四〇年の作品『権力と栄光』(*The Power and the Glory*) からの言葉］と書いたときに心の中にあったのは、この種の形成的経験だったかもしれない。これまでのところ、類似する「扉」はクリスに開かれてはいないようだった。

クリスと一緒にいた三時間で、私は彼に、彼がなった人間は彼が管理できない影響の避けられない結果ではないということを示そうとした。私は、彼が自分の人生がうまくいかない理由について熱心に話し、そして彼が直接対面しないことを選択した世界から彼を守っている仮面を快く一時的にはずすようにしたが、それは、彼がより自己欺瞞的でない、より本物の選択をすることができるしるしであった。

自由を擁護し、自由の誤用が精神疾患をもたらすと主張した思想家として、サルトルの言葉をここで最後にあげておくべきであろう。「それ故に、正直に言うと、私は人間とは実存が本質に先立つ存在であり、人間とはさまざまな状況において自由だけを望むことができる自由な存在であるということがわかり、それと同時に、私は他者の自由だけを望むことができるということがわかった」臨床医として、私たちは自分たちの患者たちのためにそのような種類の能力を与える自由を必要とし、その患者たちがその自由をつかむ手助けをすべきである。

訳者あとがき

米国の病院の精神科病棟を描いたノンフィクションと言えば、スティーブン・S・シーガー著 *Psychward*（相原真理子訳『精神病棟』（平凡社））とか、フレデリック・L・コヴァンとキャロル・カーン著 *Crazy All the Time: On the Psych Ward of Bellevue Hospital* を思い出す。一方、緊急救命室における救急医療を描いた作品には、ダン・サックス編 *Emergency Room*（玉木亨ほか訳『緊急救命室　医師たちが語る生と死のドラマ』（朝日新聞社））やパメラ・グリム著 *Just Here Trying to Save a Few Lives*（古川奈々子訳『ひとつでも多くの命を―ER発・生と死の物語―』（角川書店））などがあった。しかしながら、米国の病院における精神科医療と救急医療の両方の問題を同時に、しかも集中的に扱った作品は、これまで存在しなかった。

本書は、その問題に焦点を絞った、レネイ・J・マラー著 *Psych ER: Psychiatric Patients Come to the Emergency Room* の全訳である。原著者のマラー氏は、米国メリーランド州ボルチモアにあるユニオン・メモリアル病院やグッド・サマリタン病院の緊急救命室において、八年以上にわたり精神疾患を抱えた患者二千人以上を評価した経験を持ち、その経験に基づいた論考を、精神医学の分野で広く読まれている *Psychiatric Times* 誌に定期的に寄稿してきた。本書は、同誌に掲載された彼の論考の多くを中心に構成されており、その内容は多岐にわたる。第I部には、鬱病、パニック発作、境界性パーソナリティ障害、解離性同一性障害、アルコールやドラッグの濫用、双極性障害、統合失調症、アルツハイマー型認知症などに苦しむ患者たち、第II部には、パニック障害や演技性パーソナリティ障害を抱えた患者たち、第III部には、詐病をする人たちや緊急救命室で起こる奇怪な出来事、第IV部には、幻聴や斜頸と薬の関係、薬の過剰摂取、外傷性脳損傷と精神障害の関係、心因性多飲症、譫妄、そして第V部には、患者の話に耳を傾けることの重要性、失感情症、患者の安全性を判断することなどについてのストーリーが収録されている。そこに描かれている内容は、本書の舞台である米国だけでなく、現在の日本社会にもあてはまるものであり、本書が日本の精神医学関係者はもちろん、将来医師や看護師をめざす学生にとって役立つものであることを確信している（巻末の参考文献一覧を参考にしていただきたい）。また、精神疾患に関心のある一般読者に読んでいただき、精神疾患を抱える人たちに対する社会の理解が深まることを願っている。

翻訳にあたっては、幸運にも原著者のマラー氏に連絡を取ることができた。本書を信頼できるものにするために、訳者の質問に辛抱強く丁寧に答えて下さったマラー氏には心から感謝したい。その文面からは、マラー氏の誠実な人柄が窺える。ちなみに、マラー氏は、最近は特定の病院に勤務するのではなく、精神疾患に関するコンサルティング業務をしながら、*Psychiatric Times* 誌に寄稿したり、ボルチモアにあるタウソン大学で精神薬理学の講義を行なったりしている。また、本書に続く彼自身六冊目の本の原稿を書き終えたところだという。その本の刊行もまた楽しみである。

看護職者を養成する大学で英語を教えながら、医療分野の英語表現を調査・研究する立場から、長年にわたって数多くの医療ノンフィクションや小説を読みあさってきた。そんな中で出会ったのが本書の原書であり、その内容の重要性を感じたことから、ぜひ翻訳して多くの人たちに読んでいただきたいと考えた。今回、本書出版の意義にご理解を示して下さった新興医学出版社に敬意を表するとともに、丹念に内容をチェックしながら原稿に目を通していただいた同編集部の渡瀬保弘氏に深く感謝申し上げる。

最後に、いつも温かく見守って下さる恩師山田政美先生に心よりお礼を申し上げるともに、訳者を支えてくれる家族に感謝したい。

田中芳文

JCLS 88002-166

参考文献

第1章

Akiskal, H. S. & McKinney, W. T., Jr. (1973), Depressive disorders: Toward a unified hypothesis. *Science*, 18:20-29.

American Psychiatric Association (1993), *Practice Guideline for Major Depressive Disorders in Adults*. Washington, DC: American Psychiatric Association.

American Psychiatric Association (1994), *Diagnostic and Statistical Manual of Mental Disorders*, 4th ed. Washington, DC: American Psychiatric Association, pp. 320-328 [criteria for depression].

Anderson, R. J., Freedland, K. E., Clouse, R. E. & Lustman, P. J. (2001), The prevalence of comorbid depression in adults with diabetes: A meta-analysis. *Diabetes Care*, 24:1069-1078.

Beck, A. T. (1972), *Depression: Cause and Treatment*. Philadelphia: University of Pennsylvania Press.

Beck, A. T. (1987), *Cognitive Treatment of Depression*. New York: Guilford Press.

Burton, R. (1992), *Anatomy of Melancholy*. Kila, MT: Kessinger Publishing.

Damasio, A. R. (1999), *The Feelings of What Happens: Body and Emotion in the Making of Consciousness*. New York: Harcourt Brace Jovanovich.

de Figueiredo, J. M. (1993), Depression and demoralization: Phenomenologic differences and research perspectives. *Compr. Psychiatr.*, 34:308-311.

DePaulo, J. R. & Ablow, K. R. (1989), *How to Cope with Depression: A Complete Guide for You and Your Family*. New York: McGraw-Hill.

Fell, J. P., III (1965), *Emotion in the Thought of Sartre*. New York: Columbia University Press.

Frankl, V. E. (1984), *Man's Search for Meaning: An Introduction to Logotherapy*, 3rd ed. New York: Simon & Schuster.

George, M. S., Ketter, T. A., Parekh, P. I., Horwitz, B., Herscovitch, P. & Post, R. M. (1995), Brain activity during transient sadness and happiness in healthy women. *Amer. J. Psychiatr.*, 152:341-351.

George, M. S., Wasserman, E. M., Kimbrell, T. A., Little, J. T., Williams, W. E., Danielson, A. L., Greenberg, B. D., Hallett, M. & Post, R. M. (1998), Mood improvement following daily left prefrontal repetitive transcranial magnetic stimulation in patients with depression: A placebo-controlled cross-over trial. *Amer. J. Psychiatr.*, 154:1752-1756.

Giorgi, A. (1970), *Psychology as a Human Science: A Phenomenologically Based Approach*. New York: Harper & Row.

Giorgi, A., ed. (1985), *Phenomenology and Psychological Research*. Pittsburgh, PA: Duquesne University Press.

Holden, C. (1991), Depression: The news isn't depressing. *Science*, 254:1450-1452.

Jaspers, K. (1997), *General Psychopathology, Vol. 1*, trans. J. Hoenig & M. W. Hamilton. Baltimore, MD: Johns Hopkins Unibversity Press.

Kramer, P. D. (1997), *Listening to prozac: A Psychiatrist Explores. Anti-Depressant Drugs and the Remaking of the Self*, rev. New York: Penguin Books.

Krystal, A. (1986, July 20), Fretting, chafing, sighing, weeping—A toast to the melancholic writer. *New York Times Book Review*, p. 3.

McHugh, P. R. & Slavney, P. R. (1998), *The Perspectives of Psychiatry*, 2nd ed. Baltimore, MD: Johns Hopkins University Press.

Muller, R. J. (1992), When does negative experience lead to depression? In: *Alembics:*

Baltimore Sketches, Etc. Baltimore, MD: Icarus Books, pp. 51-52.

Muller, R. J. (2003), Brain changes and placebo [letter]. *Amer. J. Psychiatr.*, 160:389-391.

Muller, R. J. (2003), To understand depression, look to psychobiology, not biopsychiatry. *Psychiatr. Times*, 20(8):41-46.

Sartre, J.-P. (1948), *The Emotions: Outline of a Theory*, trans. B. Frechtman. New York: Wisdom Library.

Sartre, J.-P. (1962), *Existential Psychoanalysis*, trans. H. E. Barnes. Chicago: Henry Regnery.

Styron, W. (1992), *Darkness Visible: A Memoir of Madness*. New York: Vintage Books.

van den Berg, J. H. (1972), *A Different Existence: Principles of Phenomenological Psychopathology*. Pittsburgh, PA: Duquesne University Press.

Whooley, M. A. & Simon, G. E. (2000), Managing depression in medical outpatients. *N. Engl. J. Med.*, 343:1942-1950.

第2章

American Psychiatric Association (1994), *Diagnostic and Statistical Manual of Mental Disorders*, 4th ed. Washington, DC: American Psychiatric Association, pp. 668-669 [criteria for panic disorder].

American Psychiatric Association (1998), *Practice Guideline for the Treatment of Patients with Panic Disorder*. Washington, DC: American Psychiatric Association.

Ballenger, J. C., ed. (1990), *Neurobiology of Panic Disorder*. New York: Wiley.

Barlow, D. H. (1988), *Anxiety and Its Disorders: The Nature and Treatment of Anxiety and Panic*. New York: Guilford Press.

Beck, A. T., Emery, G. & Greenberg, R. L. (1985), Anxiety Disorders and Phobias: *A Cognitive Perspective*. New York: Basic Books.

Corey, M. (1996, October 20), The private pain of a public woman. *Baltimore Sun*, Sec. J, pp. 1, 4.

Gorman, J. M., Kent, J. M., Sullivan, G. M. & Coplan, J. D. (2000), Neuroanatomical hypothesis of panic disorder, revised. *Amer. J. Psychiatr.*, 157:493-505.

Hall, S. S. (1999, February 28), Fear itself: What we now know about how it works, how it can be treated and what it tells us about our unconscious. *New York Times Magazine*, pp. 42-47, 69-70, 72, 88-89, 91.

Klerman, G. L. (1991, February), Panic disorder: Strategies for long-term treatment. *J. Clin. Psychiatr.*, 52:2(Suppl.).

Klerman, G. L., Hirschfeld, R. M. A., Weissman, M. M., Pelicier, Y., Ballenger, J. C., Costa e Silva, J. A., Judd, L. L. & Keller, M. B., eds. (1993), *Panic Anxiety and Its Treatments: Report of the World Psychiatric Association Presidential Educational Program Task Force*. Washington, DC: American Psychiatric Press.

Levine, D. (1999, September), Prone to panic. *Johns Hopkins Magazine*, pp. 13-17.

Noyes, R., Jr. & Hoehn-Saric, R. (1998), *The Anxiety Disorders*. New York: Cambridge University Press.

Persons, J. B. (1992), A case formulation approach to cognitive-behavior therapy: Application to panic disorder. *Psychiatr. Ann.*, 22:470-473.

Rosenbaum, J. F. & Pollack, M. H., eds. (1998), *Panic Disorder and Its Treatment*. New York: Marcel Dekker.

Shear, M. K., Cooper, A. M., Klerman, G. L., Busch, F. N. & Shapiro, T. (1993), A psychodynamic model of panic disorder. *Amer. J. Psychiatr.*, 150:859-865.

第3章

American Psychiatric Association (1994), *Diagnostic and Statistical Manual of Mental*

Disorders, 4th ed. Washington, DC: American Psychiatric Association, pp. 650-654 [criteria for borderline personality disorder].
Brockman, R. (1998), *A Map of the Mind: Toward a Science of Psychotherapy.* Madison, CT: Psychosocial Press.
Clarkin, J. F., Yeomans, F. E. & Kernberg, O. F. (1999), *Psychotherapy for Borderline Personality.* New York: Wiley.
Fitzgerald, F. S. (1993), *The Crack-Up*, ed. E. Wilson. New York: New Directions.
Grotstein, J. S. (1997), *Splitting and Projective Identification.* Northvale, NJ: Aronson.
Gunderson, J. G. (2001), *Borderline Personality Disorder: A Clinical Guide.* Washington, DC: American Psychiatric Press.
Kernberg, O. F. (1975), *Borderline Conditions and Pathological Narcissism.* New York: Aronson.
Lewin, R. A. & Schulz, C. (1992), *Losing and Fusing: Borderline Transitional Objects and Self Relations.* Northvale, NJ: Aronson.
Linehan, M. M. (1993), *Cognitive-Behavioral Treatment of Borderline Personality Disorder.* New York: Guilford Press.
Masterson, J. F. (1976), *Psychotherapy of the Borderline Adult: A Developmental Approach.* New York: Brunner/Mazel.
Muller, R. J. (1991), Distinguishing borderline patients with splitting [letter]. *Amer. J. Psychiatr.*, 148:1404-1405.
Muller, R. J. (1992), Depression in Borderline patients who split [letter]. *Amer. J. Psychiatr.*, 149:580-581.
Muller, R. J. (1992), Is there a neural basis for borderline splitting? *Compr. Psychiatr.*, 33:92-104.
Muller, R. J. (1994), *Anatomy of a Splitting Borderline: Description and Analysis of a Case History.* Westport, CT: Praeger.
Muller, R. J. (1998), A borderline patient splits in—and from—the ER. *Psychiatr. Times*, 15(9):18-19.
Stone, M. H. (1990), *The Fate of Borderline Patients: Successful Outcome and Psychiatric Practice.* New York: Guilford Press.
Summers, F. (1994), *Object Relations Theories and Psychopathology: A Comprehensive Text.* Hillsdale, NJ: The Analytic Press.
Wilkinson-Ryan, T. & Westen, D. (2000), Identity disturbance in borderline personality disorder: An empirical investigation. *Amer. J. Psychiatr.*, 157:528-541

第4章

Acocella, J. (1999), *Creating Hysteria: Women and MPD.* San Francisco: Jossey-Bass.
American Psychiatric Association (1994), *Diagnostic and Statistical Manual of Mental Disorders*, 4th ed. Washington, DC: American Psychiatric Association, pp. 484-488 [criteria for multiple personality disorder/dissociative identity disorder].
Khantzian, E. J. (1999), *Treating Addiction as a Human Process.* Northvale, NJ: Aronson.
McHugh, P. R. (1992), Psychiatric misadventures. *Amer. Schol.*, 61:497-510.
McHugh, P. R. (1995), Witches, multiple personalities and other psychiatric artifacts. *Nat. Med.*, 1:110-114.
McHugh, P. R. (1999, December), How psychiatry lost its way. *Commentary*, pp. 32-38.
McHugh, P. R. & Putnam F. W. (1995), Resolved: Multiple personality disorder is an individually and socially created artifact. *J. Amer. Acad. Child Adolesc. Psychiatr.*, 34:957-962; discussion, 962-963.
Merskey, H. (1992), The manufacture of personalities: The production of multiple

personality disorder. *Brit. J. Psychiatr.*, 160:327-340 [see comments].
Muller, R. J. (1998), A patient with dissociative identity disorder "switches" in the emergency room. *Psychiatr. Times*, 15(11):7-9.
Putnam, F. W. (1989), *Diagnosis and Treatment of Multiple Personality Disorder.* New York: Guilford Press.
Ross, C. A. (1989), *Multiple Personality Disorder: Diagnosis, Clinical Features, and Treatment.* New York: Wiley.
Thigpen, C. H. & Cleckley, H. M. (1957), *The Three Faces of Eve.* New York: McGraw-Hill.

第5章、第6章

American Psychiatric Association (1994), *Diagnostic and Statistical Manual of Mental Disorders,* 4th ed. Washington, DC: American Psychiatric Association, pp. 175-272 [criteria for substance-related disorders].
American Psychiatric Association (1995), *Practice Guideline for the Treatment of Patients with Substance Use Disorders: Alcohol, Cocaine, Opioids.* Washington, DC: American Psychiatric Association.
Brick, J. & Erickson, C. (1998), *Drugs, the Brain, and Behavior: The Pharmacology of Abuse and Dependence.* Binghamton, NY: Haworth Medical Press.
Dajer, T. (1998, October), Snowed. *Discovery*, pp. 40-44.
Forrest, G. G. (1994), *Alcoholism, Narcissism and Psychopathology.* Northvale, NJ: Aronson.
Galanter, M. & Klebert, H. D., eds. (1999), *The American Psychiatric Press Textbook of Substance Abuse Treatment*, 2nd ed. Washington, DC: American Psychiatric Association.
Gold, M. S. (1989), *Marijuana.* New York: Plenum Press.
Gold, M. S. & Galanter, M., eds. (1987), *Cocaine: Pharmacology, Addiction and Therapy.* Binghamton, NY: Haworth Press.
Halpern, J. H. (2002), Addiction is a disease. *Psychiatr. Times*, 19(10):55-60.
Hart, R. H. (1980), *Bitter Grass: The Cruel Truth About Marijuana.* Sun City West, AZ: Menta.
Lancaster, J. (2003, January 6), High style: Writing under the influence. *New Yorker*, pp. 80-84.
Leshner, A. I. (1997), Drug abuse and addiction treatment: The next generation. *Arch. Gen. Psychiatr.*, 54:691-694.
Levinthal, C. F. (1988), *Messengers of Paradise: Opiates and the Brain.* New York: Anchor Press/Doubleday.
Lieber, C. S. (1995), Medical disorders of alcoholism. *N. Engl. J. Med.*, 333:1058-1065.
Mendelson, J. H. & Mello, N. K. (1996), Management of cocaine abuse and dependence. *N. Engl. J. Med.*, 334:965-972.
Muller, R. J. (1992), An alcoholic who drinks is ill *and* willfully misbehaving. In: *Alembics: Baltimore Sketches, Etc.* Baltimore, MD: Icarus Books, pp. 45-46.
O'Brien, C. P. & McLellan, A. T. (1996), Myths about the treatment of addiction. *Lancet*, 347:237-240.
Perrine, D. M. (1996), *The Chemistry of Mind-Altering Drugs: History, Pharmacology, and Cultural Context.* Washington, DC: American Chemical Society (New York: Oxford University Press, distributor).
Randall, T. (1992), Cocaine, alcohol mix in body to form even longer lasting, more lethal drug. *J. Amer. Med. Assn.*, 267:1043-1044.
Schaler, J. A. (2002), Addiction is a choice. *Psychiatr. Times*, 19(10):54-62.
Shenk, J. W. (1999, May), America's altered states: When does legal relief of pain become illegal pursuit of pleasure? *Harper's*, pp. 38-52.

Stone, R. (1986, December), A higher horror of the whiteness: Cocaine's coloring of the American psyche. *Harper's*, pp. 49-54.
Swift, R. M. (1999), Drug therapy for alcohol dependence. *N. Engl. J. Med.*, 340:1482-1490.
Vaillant, G. (1993), Is alcoholism more often the cause or the result of depression? *Harvard Rev. Psychiatr.*, 1:94-99.
Vaillant, G. (1995), *The Natural History of Alcoholism Revisited.* Cambridge, MA: Harvard University Press.
Zackon, F. & McAulyfe, W. E. (1986), *Heroin: The Street Narcotic.* Broomall, PA: Chelsea House.

第7章、第8章

American Psychiatric Association (1994), *Diagnostic and Statistical Manual of Mental Disorders*, 4th ed. Washington, DC: American Psychiatric Association, pp. 350-358 [criteria for bipolar I disorder].
American Psychiatric Association (1995), *Practice Guideline for the Treatment of Patients with Bipolar Disorder.* Washington, DC: American Psychiatric Association.
Andreasen, N. C. & Glick, I. D. (1988), Bipolar affective disorder and creativity: Implications and clinical management. *Compr. Psychiatr.*, 29:207-217.
Fieve, R. R. (1989), *Moodswing*, rev. New York: Bantam Books.
Goldberg, J. F. & Harrow, M., eds. (1999), *Bipolar Disorders: Clinical Course and Outcome.* Washington, DC: American Psychiatric Press.
Goodnick, P. J., ed. (1998), *Mania: Clinical and Research Perspectives.* Washington, DC: American Psychiatric Press.
Goodwin, F. K. & Jamison, K. R. (1990), *Manic-Depressive Illness.* New York: Oxford University Press.
Grisaru, N., Chudakov, B., Yaroslavsky, Y. & Belmaker, R. H. (1998), Transcranial magnetic stimulation in mania: A controlled study. *Amer. J. Psychiatr.*, 155:1608-1610.
Hershman, D. J. & Lieb, J. (1988), *The Key to Genius: Manic Depression and the Creative Life.* New York: Prometheus Books.
Jamison, K. R. (1994), *Touched with Fire: Manic-Depressive Illness and the Artistic Temperament.* New York: Free Press Paperbacks.
Jamison, K. R. (1995), *An Unquiet Mind: A Memoir of Moods and Madness.* New York: Knopf.
Kane, J. M. (1988), The role of neuroleptics in manic-depressive illness. *J. Clin. Psychiatr.*, 49(Suppl.):12-14.
Keck, P. E., Jr., McElroy, S. L., Tugrul, K. C. & Bennett, J. A. (1993), Valproate oral loading in the treatment of acute mania. *J. Clin. Psychiatr.*, 54:305-308.
Keck, P. E., Jr., McElroy, S. L. & Strakowski, S. M. (1998), Anticonvulsants and antipsychotics in the treatment of bipolar disorder. *J. Clin. Psychiatr.*, 49(Suppl. 6):74-81.
Middlebrook, D. W. (1991), *Anne Sexton: A Biography.* Boston: Houghton Mifflin.
Mondimore, F. M. (1999), *Bipolar Disorder: A Guide for Patients and Families.* Baltimore, MD: Johns Hopkins University Press.
Post, R. M., Uhde, T. W., Ballenger, J. C. & Squillace, K. M. (1983), Prophylactic efficacy of carbamazepine in manic-depressive illness. *Amer. J. Psychiatr.*, 140:1602-1604.
Steel, D. (1998), *His Bright Light: The Story of Nick Traina.* New York: Delacorte Press.
Wigoder, D. (1987), *Images of Destruction.* New York: Routledge & Kegan Paul.
Winokur, G. (1970), The natural history of the affective disorders (manias and depressions). *Semin. Psychiatr.*, 2:451-463.
Zarate, C. A., Jr., Tohen, M. & Baldessarini, R. J. (1995), Clozapine in severe mood

disorders. *J. Clin. Psychiatr.*, 56:411-417.

第9章

American Psychiatric Association (1994), *Diagnostic and Statistical Manual of Mental Disorders*, 4th ed. Washington, DC: American Psychiatric Association, pp. 274-290 [criteria for schizophrenia].

American Psychiatric Association (1997), *Practice Guideline for the Treatment of Patients with Schizophrenia.* Washington, DC: American Psychiatric Association.

Andreasen, N. C. (1999), Understanding the causes of schizophrenia. *N. Engl. J. Med.*, 340:645-647.

Arieti, S. (1974), *Interpretation of Schizophrenia*, 2nd ed. New York: Basic Books.

Belkin, L. (1999, March 14), What the Jumans didn't know about Michael: The adoption agency never mentioned his genetic legacy—Schizophrenia. The consequences were devastating. *New York Times Magazine*, pp. 42, 44-49.

Carpenter, W. T. & Buchanan, R. W. (1994), Schizophrenia. *N. Engl. J. Med.*, 330:681-690.

Foucault, M., ed. (1975), *I, Pierre Rivière, Having Slaughtered My Mother, My Sister, and My Brother… : A Case of Parricide in the 19th Century*, trans. F. Jellinek. Lincoln: University of Nebraska Press.

Kasanin, J. S. (1964), *Language and Thought in Schizophrenia.* New York: Norton.

Muller, R. J. (2000), A floridly decompensated schizophrenic patient in the ER. *Psychiatr. Times*, 17(12):49.

Tamminga, C. A., ed. (1999), *Schizophrenia in a Molecular Age.* Washington, DC: American Psychiatric Press.

Torrey, E. F. (1995), *Surviving Schizophrenia: A Manual for Families, Consumers, and Providers*, 3rd ed. New York: HarperCollins.

Vonnegut, M. (1988), *The Eden Express.* New York: Dell.

Whitehouse, P. J., Maurer, K. & Ballenger, J. F., eds. (2000), *Concepts of Alzheimer Disease: Biological, Clinical, and Cultural Perspectives.* Baltimore, MD: Johns Hopkins University Press.

Winchester, S. (1998), *The Professor and the Madman: A Tale of Murder, Insanity, and the Making of the Oxford English Dictionary.* New York: HarperCollins.

Winerip, M. (1999, May 23), Bedlam on the streets: Increasingly, the mentally ill have nowhere to go. That's their problem—and ours. *New York Times Magazine*, pp. 42, 44-49, 56, 65-66, 70.

Wyden, P. (1998), *Conquering Schizophrenia: A Father, His Son, and a Medical Breakthrough.* New York: Knopf.

第10章

American Psychiatric Association (1994), *Diagnostic and Statistical Manual of Mental Disorders*, 4th ed. Washington, DC: American Psychiatric Association, pp. 139-143 [criteria for dementia of the Alzheimer's type].

American Psychiatric Association (1997), *Practice Guideline for the Treatment of Patients with Alzheimer's Disease and Other Dementias of Late Life.* Washington, DC: American Psychiatric Association.

Bailey, J. (1998), *Elegy for Iris.* New York: St. Martin's Press.

Coffey, C. E. & Cummings, J. L., eds. (1994), *The American Psychiatric Press Textbook of Geriatric Neuropsychiatry.* Washington, DC: American Psychiatric Association.

Ernaus, A. (1999), "I Remain in Darkness,"trans. T. Leslie. New York: Seven Stories Press.

Mace, N. L. & Rabins, P. V. (1991), *The Thirty-Six Hour Day: A Family Guide to Caring for*

Persons with Alzheimer's Disease, Related Dementing Illnesses and Memory Loss in Later Life, 2nd ed. Baltimore, MD: Johns Hopkins University Press.

Martin, J. B. (1999), Molecular basis of the neurodegenerative disorders. *N. Engl. J. Med.*, 340:1970-1980.

Mayeux, R. & Sano, M. (1999), Treatment of Alzheimer's disease. *N. Engle. J. Med.*, 341:1670-1679.

Young, E. P. (1999), *Between Two Worlds: Special Moments of Alzheimer's and Dementia.* Amherst, NY: Prometheus Books.

第11章

American Psychiatric Association (1994), *Diagnostic and Statistical Manual of Mental Disorders,* 4th ed. Washington, DC: American Psychiatric Association, pp. 668-669 [criteria for panic disorder]; pp. 665-669 [criteria for dependent personality disorder].

Bornstein, R. F. (1992), The dependent personality: Developmental, social, and clinical perspectives. *Psychol. Bull.*, 112:3-23.

Bornstein, R. F. (1995), Active dependency. *J. Nerv. Ment. Dis.*, 183:64-77.

Bornstein, R. F. (1998), Depathologizing dependency. *J. Nerv. Ment. Dis.*, 186:67-73.

Gitlin, M. J. (1993), Pharmacotherapy of personality disorders: Conceptual framework and clinical strategies. *J. Clin. Psychopharmacol.*, 13:343-353.

Millon, T. (1987), *Millon Clinical Multiaxial Inventory–II.* Minneapolis, MN: National Computer Systems.

Muller, R. J. (1999), A patient with panic disorder abetted by a dependent personality. *Psychiatr. Times*, 16(11):12-13.

第12章

American Psychiatric Association (1994), *Diagnostic and Statistical Manual of Mental Disorders,* 4th ed. Washington, DC: American Psychiatric Association, pp. 328-332 [criteria for mania]; pp. 655-658 [criteria for histrionic personality disorder].

Cloninger, C. R., ed. (1999), *Personality and Psychopathology.* Washington, DC: American Psychiatric Press.

Liebowitz, M. R. & Klein, D. F. (1981), Interrelationship of hysteroid dysphoria and borderline personality disorder. *Psychiatr. Clin. North Amer.*, 4:67-87. Philadelphia, PA.

Millon, T. (1996), *Disorders of Personality: DSM-IV and Beyond*, 2nd ed. New York: Wiley.

Muller. R. J. (1999), An ER patient with a personality disorder misdiagnosed as schizophrenia. *Psychiatr. Times*, 16(1):37-38; comments, 16(6):73-74.

Ofshe, R. & Watters, E. (1994), *Making Monsters: False Memories, Psychotherapy, and Sexual Hysteria.* New York: Scribner's.

Schacter, D. L. (1996), *Searching for Memory: The Brain, the Mind, and the Past.* New York: Basic Books.

Slavney, P. R. (1990), *Perspectives on "Hysteria."* Baltimore, MD: Johns Hopkins University Press.

Spence, D. P. (1982), *Narrative Truth and Historical Truth: Meaning and Interpretation in Psychoanalysis.* New York: Norton.

Stone, M. H. (1993), *Abnormalities of Personality: Within and Beyond the Realm of Treatment.* New York: Norton.

Westen, D. & Shedler, J. (1999), Revising and assessing Axis II, Part II: Toward an empirically based and clinically useful classification of personality disorders. *Amer. J. Psychiatr.*, 156:273-285.

第13章

American Psychiatric Association (1994), *Diagnostic and Statistical Manual of Mental Disorders*, 4th ed. Washington, DC: American Psychiatric Association, pp. 683.

Andrews, T. C., Cull, D. L., Pelton, J. J., Massey, S. O., Jr. & Bostwick, J. M. (1997), Self-mutilation and malingering among Cuban migrants detained at Guantanamo Bay. *N. Engl. J. Med.*, 336:1251.

Drewry, W. F. (1996), Feigned insanity: Report of three cases. *J. Amer. Med. Assn.*, 276:1356. See also: Martensen, R. L. (1996), The detection of feigned insanity. *J. Amer. Med. Assn.*, 276:1357.

Eisendrath, S. J. (1996, Fall), When Munchausen becomes malingering: Factitious disorders that penetrate the legal system. *Bull. Amer. Acad Psychiatr. Law*, 24:471-481.

McKane, J. P. & Anderson, J. (1994), Munchausen's syndrome: Rule breakers and risk takers. *Brit. J. Hosp. Med.*, 58:150-153.

Muller, R. J. (1998), Malingerers and manipulators in the ER. *Psychiatr. Times*, 15(3):23-25; comments, 15(6):9-10.

Schreier, H. A. & Libow, J. A. (1993), *Hurting for Love: Munchausen by Proxy Syndrome*. New York: Guilford Press.

第14章、第15章

Muller, R. J. (2003), "Dumps" and "stumbles" in the ER. *Psychiatr. Times*, 20(5):70-72.

第17章

American Psychiatric Association (1994), *Diagnostic and Statistical Manual of Mental Disorders*, 4th ed. Washington, DC: American Psychiatric Association, pp. 274-290 [criteria for schizophrenia].

Bailey, D. N., Coffee, J. J., Anderson, B. & Manoguerra, A. S. (1992), Interaction of tricyclic antidepressants with cholestyramine in vitro. *Ther. Drug Monit.*, 14:339-342.

Brown, T. M. & Stoudemire, A. (1998), *Psychiatric Side Effects of Prescription and Over-the-Counter Medications: Recognition and Management*. Washington, DC: American Psychiatric Press.

Muller, R. J. (1997, March), Why is this schizophrenic patient hearing voices? *Psychiatr. Times*, p. 37.

Phillips, W. A., Ratchford, J. M. & Schultz J. R. (1976), Effects of colestipol hydrochloride on drug absorption in the rat. *J. Pharm. Sci.*, 65:1285-1291.

第18章

Ferrando, S. J. & Eisendrath, S. J. (1991), Adverse neuropsychiatric effects of dopamine antagonist medications: Misdiagnosis in the medical setting. *Psychosomatics*, 32:426-432.

Perry, P. J., Alexander, B. & Liskow, B. I. (1997), *Psychotropic Drug Handbook*, 7th ed. Washington, DC: American Psychiatric Association.

Schatzberg, A. F., Cole, J. O. & DeBattista, C. (1997), *Manual of Clinical Psychopharmacology*, 3rd ed. Washington, DC: American Psychiatric Association.

第19章

Christensen, R. C. (1995), Misdiagnosis of anticholinergic delirium as schizophrenic psychosis [letter]. *Amer. J. Emerg. Med.*, 13(1):117-118.

Duvoisin, R. & Katz, R. (1968), Reversal of central anticholinergic syndrome in man by physostigmine. *J. Amer. Med. Assn.*, 206:1963-1965.

Frezza, M., di Padova, C., Pozzato, G., Terpin, M., Baraona, E. & Lieber, C. S. (1990), High blood alcohol levels in women: The role of decreased gastric alcohol dehydrogenase activity and first-pass metabolism. *N. Engl. J. Med.*, 322:95-99.

Goldfrank, L. R., ed. (1998), *Goldfrank's Toxicologic Emergencies*, 6th ed. Stamford, CT: Appleton & Lange.

Muller, R. J. (1999), A serious overdose, but of what? *Psychiatr. Times*, 16(3):54.

National Institute on Alcohol Abuse and Alcoholism (1994, January), *Alcohol Alert*, No. 23 PH 347 [information on alcohol and minorities].

Zareba, W., Moss, A. J., Rosero, S. Z., Hajj-Ali, R., Konecki, J. & Andrews, M. (1997), Electrocardiographic findings in patients with diphenhydramine overdose. *Amer. J. Cardiol.*, 80:1168-1173.

第20章

Alexander, M. P. (1995), Mild traumatic brain injury: Pathophysiology, natural history, and clinical management. *Neurology*, 45:1253-1260.

Andreasen, N. C. (1999), Understanding the causes of schizophrenia. *N. Engl. J. Med.*, 340:645-647.

Deb, S., Lyons, I., Koutzoukis, C., Ali, I. & McCarthy, G. (1999), Rate of psychiatric illness 1 year after traumatic brain injury. *Amer. J. Psychiatr.*, 156:374-378.

Frieboes, R. M., Müller, U. & vonCramon, D. Y. (1994), Literaturübersicht und fallbericht. *Nervenarzt*, 65:707-711.

Fujii, D. (2002), Neuropsychiatry of psychosis secondary to traumatic brain injury. *Psychiatr. Times*, 19(8):33-35.

Fujii, D. E. & Ahmed, I. (1996), Psychosis secondary to traumatic brain injury. *Neuropsychiatr. Neuropsychol. Behav. Neurol.*, 9:133-138.

Fujii, D. E. & Ahmed, I. (2002), Psychotic disorder following traumatic brain injury: A conceptual framework. *Cogn. Neuropsychiatr.*, 7(1):41-62.

Gualtieri, T. C. (2002), *Brain Injury and Mental Retardation*. Philadelphia, PA: Lippincott, Williams & Wilkins.

McAllister, T. W. (1992), Neuropsychiatric sequelae of head injuries. *Psychiatr. Clin. North Amer.*, 15:395-413.

Muller, R. J. (2001), A patient who developed psychotic symptoms after a minor traumatic brain injury. *Psychiatr. Times*, 18(6):58-62.

Nasrallah, H. A., Fowler, R. C. & Judd, L. L. (1981), Schizophrenia-like illness following head injury. *Psychosomatics*, 22:359-361.

Sandel, M. E., Olive, D. A. & Rader, M. A. (1993), Chlorpromazine-induced psychosis after brain injury. *Brain Inj.*, 7:77-83.

van Reekum, R., Bolago, I., Finlayson, M. A. J., Garner, S. & Links, P. S. (1996), Psychiatric disorders after traumatic brain injury. *Brain Inj.*, 10:319-327.

Victoroff, J. (1999, November), Minor head trauma, major trouble. *Psychiatr. Times*, pp. 45-46.

第21章

Adams, R. D., Victor, M. & Ropper, A. H., eds. (1997), *Principles of Neurology*, 6th ed. New York: McGraw-Hill, p. 550.

Buff, D. D. & Markowitz, S. (2003), Hyponatremia in the psychiatric patient: A review of diagnostic and management strategies. *Psychiatr. Ann.*, 33:318-325.

Cronin, R. E. (1987), Psychogenic polydipsia with hyponatremia: Report of eleven cases. *Amer. J. Kidney Dis.*, 9:410-416.

Emsley, R. A., Spangenberg, J. J., Roberts, M. C., Taljaard, F. J. & Chalton, D. O. (1993), Disordered water homeostasis and cognitive impairment in schizophrenia. *Biol. Psychiatr.*, 34:630-633.

Leadbetter, R. A., Shutty, M. S., Elkashef, A. M., Kirch, D. G., Spraggins, T., Cail, W. S., Wu, H., Bilder, R. M., Lieberman, J. A. & Wyatt, R. J. (1999), MRI changes during water loading in patients with polydipsia and intermittent hyponatremia. *Amer. J. Psychiatr.*, 156:958-960.

Muller, R. J. (1998), Falling through the cracks: Intractable hiccups, severe psychogenic polydipsia and hyponatremia. *Psychiatr. Times*, 15(6):20-22.

Muller, R. J. & Lann, H. D. (1991), Thiazide diuretics and polydipsia in schizophrenic patients [letter]. *Amer. J. Psychiatr.*, 148:390.

Ramirez, F. C. & Graham, D. Y. (1992), Treatment of intractable hiccup with baclofen: Results of a double-blind radomized, controlled, cross-over study. *Amer. J. Gastroenterol.*, 87:1789-1791.

Ramirez, F.C. & Graham, D. Y. (1993), Hiccups, compulsive water drinking, and hyponatremia [letter]. *Ann. Intern. Med.*, 118:649.

Riggs, A. T., Dysken, M. W., Kim, S. W. & Opsahl, J. A. (1991), A review of disorders of water homeostasis in psychiatric patients. *Psychosomatics*, 32: 133-148.

Schnur. D. B. & Kirch, D. G., eds. (1996), *Water Balance in Schizophrenia.* Washington, DC: American Psychiatric Press.

第22章

American Psychiatric Association (1994), *Diagnostic and Statistical Manual of Mental Disorders*, 4th ed. Washington, DC: American Psychiatric Association, pp. 123-133 [criteria for delirium].

Asher, R. (1949), Myxoedematous madness. *Brit. Med. J.*, 2:555-562.

Barton, C. H., Sterling, M. L. & Vaziri, N. D. (1980), Rhabdomyolysis and acute renal failure associated with phencyclidine intoxication. *Arch. Intern. Med.*, 140:568-569.

Bayliss, R. I. S. (1998), Myxoedematous madness and the Citadel. *J. Royal Soc. Med.*, 91:149-151.

Case Records of the Massachusetts General Hospital (2001), [Case 12-2001]. *N. Engl. J. Med.*, 344:1232-1239.

Darko, D. F., Krull, A., Dickinson, M., Gillin, J. C. & Risch, S. C. (1988), The diagnostic dilemma of myxedema and madness, Axis I and Axis II: A longitudinal case report. *Internat. J. Psychiatr. Med.*, 18:263-270.

Katz, J., Prescott, K. & Woolf, A. D. (1996), Strychnine poisoning from a Cambodian traditional remedy. *Amer. J. Emerg. Med.*, 14:475-477.

Lewis, L. M., Miller, D. K., Morley, J. E., Nork, M. J. & Lasater, L. C. (1995), Unrecognized delirium in ED geriatric patients. *Amer. J. Emerg. Med.*, 13:142-145.

Libow, L. S. & Durell, J. (1965), Clinical studies on the relationship between psychosis and the regulation of thyroid gland activity. *Psychosom. Med.*, 28:377-382.

Lipowski, Z. J. (1990), *Delirium: Acute Confusional States.* New York: Oxford University Press.

Liptzin, B. & Levkoff, S. E. (1992), An empirical study of delirium subtypes. *Brit. J. Psychiatr.*, 161:843-845.

Manos, P. J. & Wu, R. (1994), The ten-point clock test: A quick screen and grading method for cognitive impairment in medical and surgical patients. *Internat. J. Psychiatr. Med.*, 24:229-244.

McHugh, P. R. (1992), Psychiatric misadventures. *Amer. Schol.*, 61:497-510.

Muller, R. J. (1998), Falling through the cracks: Intractable hiccups, severe psychogenic polydipsia and hyponatremia. *Psychiatr. Times*, 15(6):20-22.
Muller, R. J. (1999), A serious overdose, but of what? *Psychiatr. Times*, 16(3):54.
Muller, R. J. (2002), Delirium missed as the cause of psychotic symptoms in the ER. *Psychiatr. Times*, 19(12):68-74.
Ryan, C. J. & Anderson, J. (2001), Case 12-2001: Strychnine poisoning [letter]. *N. Engl. J. Med.*, 345:1577.
Slavney, P. R. (1998), *Psychiatric Dimensions of Medical Practice: What Primary-Care Physicians Should Know About Delirium, Demoralization, Suicidal Thinking, and Competence to Refuse Medical Attention.* Baltimore, MD: Johns Hopkins University Press, pp. 9-62.
Smith, B. A. (1990), Strychnine poisoning [published correction appears in *J. Emerg. Med.*, 1991;9:555]. *J. Emerg. Med.*, 8:321-325.

第23章

Charon, R. (1999, March 10), Narrative competence in medicine: Working in the dark, doing what we can, giving what we have. Paper presented at: Johns Hopkins Medical Institutions, Baltimore, MD.
Damasio, A. R. (1999), *The Feeling of What Happens: Body and Emotion in the Making of Consciousness.* New York: Harcourt Brace Jovanovich.
Danto, A. C. (1985), *Narratives and Knowledge.* New York: Columbia University Press.
Gustafson, J. P. (1991, November), New narrative directions: So-called personality disorders and brief psychotherapy. *Psychiatr. Times*, pp. 44, 46.
Gustafson, J. P. (1992), *Self-Delight in a Harsh World.* New York: Norton.
Hawkins, A. H. (1993), *Reconstructing Illness: Studies in Pathography.* West Lafayette, IN: Purdue University Press.
James, H. (1984), The middle years. In: *Tales of Henry James*, ed. C. Wegelin. New York: Norton, pp. 260-276.
Muller, R. J. (2000), The narrative in psychiatric diagnosis. *Psychiatr. Times*, 17(2):14-15.
Polkinghorne, D. E. (1988), *Narrative Knowing and the Human Sciences.* Albany: State University of New York Press.
Rosenhan, D. L. (1973), On being sane in insane places. *Science*, 179:250-258.
Spence, D. P. (1982), *Narrative Truth and Historical Truth: Meaning and Interpretation in Psychoanalysis.* New York: Norton.
Van den Broek, P. & Thurlow, R. (1991), The role and structure of personal narratives. *J. Cogn. Psychother.*, 5:257-274.
White, M. & Epston, D. (1990), *Narrative Means to Therapeutic Ends.* New York: Norton.

第24章

Cohen, I. H. (1987), Masked depression revisited. *Maryland Med. J.*, 36:571.
Egan, J. (1997, July 27), The thin red line. *New York Times Magazine*, pp. 21-25, 34, 40, 43, 44, 48.
Fisch, R. Z. & Nesher, G. (1986), Masked depression: Help for the hidden misery. *Postgrad. Med.*, 80:165-169.
Kooiman, C. G. (1998), The status of alexithymia as a risk factor in medically unexplained physical symptoms. *Compr. Psychiatr.*, 39:152-159.
Leibenluft, E., Gardner, D. L. & Cowdry, R. W. (1987), The inner experience of the borderline self-mutilator. *J. Pers. Disord.*, 1:317-324.
Lesser, I. M. (1981), A review of the alexithymia concept. *Psychosom. Med.*, 43:531-543.

Lesser, I. M. (1984), Current concepts in psychiatry: Alexithymia. *N. Engl. J. Med.*, 312:690-692.
Levenkron, S. (1998), *Cutting: Understanding and Overcoming Self-Mutilation.* New York: Norton.
Lumley, M. A., Stettner, L. & Wehmer, F. (1996), How are alexithymia and physical illness linked? A review and critique of pathways. *J. Psychosom. Res.*, 41:505-518.
Muller, R. J. (2000), When a patient has no story to tell: Alexithymia. *Psychiatr. Times*, 17(7):71-72.
Nemiah, J. C. (1975), Denial revisited: Reflections on psychosomatic theory. *Psychother. Psychosom.*, 26:140-147.
Nemiah, J. C. (1977), Alexithymia: Theoretical considerations. *Psychother. Psychosom.*, 28:199-206.
Sifneos, P. E. (1972), *Short-Term Psychotherapy and Emotional Crisis.* Cambridge, MA: Harvard University Press.
Sifneos, P. E. (1996), Alexithymia: Past and present. *Amer. J. Psychiatr.*, 153(7 Suppl.):137-142.
Simon, G. E., VonKorff, M., Piccinelli, M., Fullerton, C. & Ormel, J. (1999), An international study of the relation between somatic symptoms and depression. *N. Engl. J. Med.*, 341:1329-1335.
Stoudemire, A. (1991), Somatothymia. *Psychosomatics*, 32:365-381.
Taylor, G. J. (1984), Alexithymia: Concept, measurement, and indications for treatment. *Amer. J. Psychiatr.*, 141:725-732.
Taylor, G. J., Bagby, R. M. & Parker, J. D. (1991), The alexithymia construct: A potential paradigm for psychosomatic medicine. *Psychosomatics*, 32:153-164.
Zeitlin, S. B., McNally, R. J. & Cassiday, K. L. (1993), Alexithymia in victims of sexual assault: An effect of repeated traumatization? *Amer. J. Psychiatr.*, 150:661-663.

第25章

Lahr, J. (2001, October 15), The alchemist. *New Yorker*, 77(31):88-96.
Muller, R. J. (1998), Malingerers and manipulators in the ER. *Psychiatr. Times*, 15(3):23-25; comments, 15(6):9-10.
Muller, R. J. (2002), Renegotiating the "contract for safety" in the ER. *Psychiatr.Times*, 19(5):56-58; comments, 19(8):53.

第26章

Desan, W. (1954), *The Tragic Finale: An Essay on the Philosophy of Jean-Paul Sartre.* Cambridge, MA: Harvard University Press.
Fell, J. P. (1965), *Emotion in the Thought of Sartre.* New York: Columbia University Press.
Fingarette, H. (1969), *Self-Deception.* London: Routledge & Kegan Paul.
Laing, R. D. & Cooper, D. G. (1964), *Reason and Violence: A Decade of Sartre's Philosophy(1950-1960).* London: Tavistock, p. 7.
Muller, R. J. (1987), *The Marginal Self: An Existential Inquiry into Narcissism.* Atlantic Highlands, NJ: Humanities Press International.
Muller, R. J. (2002), Between the ivory tower and the trenches: Jean-Paul Sartre in the ER. *Psychiatr. Times*, 19(6):26-28; comments, 2003;20(1):10-11.
Sartre, J.-P. (1956), *Being and Nothingness: An Essay on Phenomenological Ontology*, trans. H. Barnes. New York: Philosophical Library.

著者：**レネイ・J・マラー**（René J. Muller）
精神科医。
メリーランド州ボルチモアを拠点に、精神疾患に関するコンサルティング業務をしながら、*Psychiatric Times*誌に寄稿したり、タウソン大学で精神薬理学の講義を行なったりしている。
著書：*Anatomy of a Splitting Borderline: Description and Analysis of a Case History*（1994）、*Beyond Marginality: Constructing a Self in the Twilight of Western Culture*（1998）など数点の精神医学系専門書がある。本書（*PSYCH ER: Psychiatric Patients Come to the Emergency Room*）は、ユニオン・メモリアル病院やグッド・サマリタン病院の緊急救命室に長年勤めてきた経験を元に、精神疾患患者の実像を描いており、貴重な病跡学の文献ともなっている。

訳者：**田中芳文**（たなか よしふみ）
島根県立看護短期大学教授（専門：英語学、社会言語学）。
著書：『英和メディカル用語辞典』（共著、講談社インターナショナル）、『医療英語がおもしろい―最新Medspeakの世界―』（共著、医歯薬出版）。
訳書：『アメリカ新人研修医の挑戦　最高で最低で最悪の12ヵ月』（西村書店）、『看護師《ナース》がいなくなる？』（西村書店）、『だから看護教育は楽しい―アメリカのカリスマ教師たち』（日本看護協会出版会）。
編著書：『医療ドラマ*ER*で学ぶ英語』（朝日出版社）、『救命救急センター24時』（マクミラン ランゲージハウス）、『救命フライトナース物語』（成美堂）、『働く救急救命士たち』（松柏社）、『英語を学ぶ看護学生のためのStories for Nurses』（エルゼビア・ジャパン）、『ある看護師のみた病院生活のドラマ』（三修社）。

©2007　　第1版発行　2007年3月9日

アメリカ精神科ER
――緊急救命室の患者たち

※定価はカバーに表示してあります

著　者　レネイ・J・マラー
訳　者　田中芳文
発行者　服部秀夫
発行所　株式会社新興医学出版社

〒113-0033　東京都文京区本郷6-26-8
TEL 03-3816-2853　FAX 03-3816-2895
http://shinkoh-igaku.jp

印刷　株式会社藤美社　ISBN978-4-88002-166-9　郵便振替 00120-8-191625